MÉMOIRE

SUR

LA PHYSIOLOGIE ET LA THÉRAPEUTIQUE

DU BÉGAIEMENT,

FAISANT SUITE

AU TRAITÉ D'ORTHOPHONIE.

MÉMOIRE

SUR

LA PHYSIOLOGIE ET LA THÉRAPEUTIQUE

DU

BÉGAIEMENT,

FAISANT SUITE

AU TRAITÉ D'ORTHOPHONIE,

PRÉCÉDÉ DE QUELQUES CONSIDÉRATIONS PSYCHOLOGIQUES SUR L'ORIGINE DES SONS VOCAUX ARTICULÉS ;

AVEC PLUSIEURS TABLEAUX SYNOPTIQUES ET STATISTIQUES DE TOUS LES VICES DE LA PAROLE.

PAR

COLOMBAT DE L'ISÈRE,

Docteur en médecine et Médecin fondateur et directeur du Gymnase orthophonique de Paris, Lauréat de l'Académie des sciences de l'Institut de France, Secrétaire annuel de la Société des sciences physiques et chimiques de Paris, Membre de la Classe des sciences physiques, mathématiques, morales et philosophiques, et du Comité du Journal de l'Institut historique de la même ville, de la Société anatomique de Paris, du Cercle chirurgical de Montpellier, de la Société médico-chirurgicale de Lyon, de la Société de statistique universelle de France, Collaborateur de plusieurs journaux de médecine, Bachelier ès droit, ès sciences, Chevalier de l'ordre royal de la légion d'honneur.

A PARIS,

CHEZ LES PRINCIPAUX LIBRAIRES DE MÉDECINE,

ET CHEZ L'AUTEUR,

RUE DU CHERCHE-MIDI, N.° 91, FAUBOURG SAINT-GERMAIN.

1836.

OUVRAGES DU MÊME AUTEUR.

L'ORTHOPHONIE, ou la Physiologie et la Thérapeutique du bégaiement et de tous les vices de la prononciation; in-8.°, 2.ᵉ édition, 1831, avec planches et un supplément. Prix, 7 fr. 50 cent. par la poste. — NOTA. L'auteur de cet ouvrage, traduit en plusieurs langues, a obtenu un prix de 5000 fr., décerné par l'Académie des sciences de l'Institut de France, le 18 novembre 1833.

TRAITÉ MÉDICO-CHIRURGICAL des maladies des organes de la voix, ou Recherches théoriques et pratiques sur la physiologie, la pathologie, la thérapeutique et l'hygiène de l'appareil vocal; in-8.°, avec planches; 1834. Prix, 6 fr., et 7 fr. 50 cent. par la poste. — Cet ouvrage a été présenté à l'Institut pour le concours aux prix Montyon de l'année 1835.

NOUVEAU PROCÉDÉ pour extraire la pierre de la vessie; in-8.° 1829.

L'HYSTÉROTOMIE, ou l'amputation du col de la matrice dans les affections cancéreuses, suivant un nouveau procédé; in-8.°, avec planches. 1828.

DE LA LIGATURE et de la compression des artères; in-8.° 1828.

DU BAUME DE COPAHU, sans odeur ni saveur désagréables, administré dans la blennorrhagie et la leucorrhée ou fleurs blanches; in-8.° 1832.

TABLEAU synoptique et statistique du bégaiement, et des moyens curatifs qui conviennent à chaque variété, suivi de l'articulation artificielle de tous les sons qui arrêtent le plus souvent les bègues; in-4.° 1833.

DICTIONNAIRE historique et iconographique de toutes les opérations, et des instruments, bandages et appareils de la chirurgie ancienne et moderne, formant le complément de tous les autres dictionnaires de médecine; 2 volumes divisés en quatre parties avec 1500 dessins; 1836. 20 fr.

Pour paraître incessamment :

LE MÉCANISME DES CRIS et leurs intonations dans chaque espèce de douleur; in-8.°

TRAITÉ médico-chirurgical des maladies des femmes; in-8.°, avec planches. Prix, 7 fr. 50 cent.

Si chaque animal pourvu d'un larynx peut, ainsi que nous, faire entendre des sons vocaux et effectuer par la locomotion les actes extérieurs nécessaires à son bien-être et à sa conservation individuelle, l'homme seul a le noble privilége de pouvoir, par la parole, communiquer à des distances avec ses semblables et établir avec eux des relations de l'ordre le plus élevé.

Ce qui fait que la parole est un privilége exclusif de l'espèce humaine, c'est que, parmi toutes les créatures, l'homme est la seule qui soit susceptible d'un perfectionnement intellectuel et social, qui lui donne la double faculté de penser et de *parler* ensuite sa pensée. Pour exprimer ses sensations par la parole, il a fallu nécessairement qu'il fût capable de faire des abstractions, d'avoir des idées, et de les associer entre elles, afin d'en attacher une aux mots qui composent son langage. Les autres animaux n'étant pas doués d'intelligence et de la sublime faculté de penser, doivent nécessairement ne pouvoir articuler des sons pour rendre ce qu'ils sentent et être toujours réduits, pour exprimer leurs besoins, à faire entendre des cris inarticulés, qui, chez eux, ne varient jamais, et sont comme un caractère distinctif de leur espèce. Lorsque quelques-uns d'entre eux, stupides imitateurs, parviennent, par une certaine éducation, à articuler quelques mots, on admire en eux rien autre que le prodige de la routine et de l'habitude; car ils ne parlent que comme des échos et ne rendent, en quelque sorte, les sons qu'à la manière des automates ou d'autres instruments mécaniques[1]. Je suis loin cependant de partager l'opinion de DESCARTES, et de regarder les animaux comme de pures machines. Je leur accorde au contraire certaines facultés, dont ils nous donnent tous les jours des preuves, et je me plais à dire avec notre inimitable LAFONTAINE :

« Les bêtes ne sont pas si bêtes que l'on pense. »

Les crétins et les autres idiots ne sont ordinairement muets que parce qu'ils sont plus ou moins complétement privés d'idées; ce qui, comme je viens de le dire, entraîne nécessairement le silence. CONDILLAC et ROUSSEAU ont donc soutenu un paradoxe en affirmant que, pour fonder leurs idées, les hommes, dans le principe du monde, ont

1. Cette éducation des animaux, dont les oiseaux paraissent surtout susceptibles, a été portée quelquefois à un degré étonnant, principalement chez les perroquets, les pies, les merles, les geais, les sansonnets, etc. Le père KIRCHER, dans sa Musurgie, tome I.er, page 51, rapporte qu'un religieux de Rome avait une alouette qui récitait les litanies des saints. LEIBNITZ assure également qu'un chien avait appris à prononcer quelques mots français et allemands. L'histoire généralement connue de plusieurs animaux *savants*, parmi lesquels se trouvent en première ligne certains chiens, entre autres le fameux *munito*, des éléphants, des chevaux, des ânes, des chats, des lièvres, des oiseaux, etc., nous prouve, en dépit de DESCARTES et de tous les cartésiens, que les animaux sont susceptibles d'éducation et d'une espèce de raisonnement. Les faits parlent trop haut pour qu'on puisse douter qu'ils sont, jusqu'à un certain point, également doués de mémoire, puisqu'ils sont capables d'instruction, et qu'entre eux il en est chez qui ces facultés s'exercent plus tôt et d'une manière plus parfaite. Nous ne connaissons point assez la matière en général, et surtout la matière animée, pour assigner les limites de son organisation et les propriétés qui en découlent. Ce qu'on appelle instinct chez les animaux, est un mouvement aveugle qui ne suffit pas pour expliquer toutes leurs actions; s'il ne faut pas l'intelligence de l'homme pour produire les actes réfléchis dont ils sont capables, il faut du moins quelque chose de plus que l'instinct; ce quelque chose, qui est en rapport avec les sensations qu'ils reçoivent, comme nous, des objets extérieurs, est toujours semblable ou à peu près dans les animaux de la même famille, et ce principe, qui varie dans les autres en raison de leur organisation particulière, constitue les mœurs propres à chaque espèce.

eu besoin de la parole. Je suis loin cependant de contester que le plus grand fond de leurs idées n'ait été dans leurs communications réciproques; je pense au contraire avec FONTENELLE que, si les idées ont été d'abord les vraies sources du langage, elles se sont ensuite étendues et modifiées par la parole. Primitivement elles se rapportaient presque uniquement aux objets les plus physiques, dont la sphère était étroite; plus tard, elles atteignirent des régions plus élevées et s'étendirent vers les sphères intellectuelles que parcourt l'imagination, dont il sera toujours impossible de tracer les limites.

Puisque les sons articulés qui constituent le langage n'ont été créés que comme les signes et la forme des idées, il a fallu nécessairement connaître les rapports qui existaient entre elles, soit pour établir les signes *sonores* qui devaient les représenter, soit pour varier la forme et les combinaisons vocales qui convenaient à chacune d'elles. Ce n'est donc qu'en raisonnant sur des idées nouvelles qu'on a trouvé d'autres mots et que les langues se sont perfectionnées et se sont de plus en plus enrichies.

La formation de la parole a été de tout temps facilement expliquée sous le rapport physiologique; on a toujours remarqué qu'elle n'était que la voix articulée et modifiée par les mouvements de la langue et des lèvres, et par la collision de l'air contre les dents et les parois des cavités buccales et nasales; les parties mobiles des organes phonateurs, sous l'influence de l'influx nerveux qui suit la pensée, prennent toutes les positions et exécutent tous les mouvements nécessaires pour modifier la voix: semblables aux touches d'un clavier, elles produisent toute la série des sons qui constituent l'art de parler. Il y a donc réellement deux actes dans la parole : l'acte intellectuel, qui établit, comme signe d'une idée, un son ou plutôt une articulation vocale convenue, et l'acte organique qui produit le son et le modifie à l'infini. C'est donc en vain que l'on voudrait rapporter la faculté de parler, soit à l'organe de la voix, soit à celui de l'audition : si le premier de ces organes produit le son et si le second le perçoit, c'est l'esprit seul qui fait de ce son un signe et qui y attache une idée; la faculté de la parole n'est donc pas en raison du développement des organes de la voix et de l'ouïe, mais en raison de l'intelligence; elle est donc par conséquent un privilége exclusif de l'homme, qui peut seul de cette sublime faculté faire un instrument de sa raison et transmettre, par des signes vocaux convenus, ses pensées les plus intimes avec toutes leurs modifications. La faculté de parler, cette puissance facultative de créer des sons pour exprimer nos idées, est donc le plus noble attribut de notre organisation; car c'est lui qui nous distingue le plus de tous les êtres vivants, en nous isolant du monde physique pour nous transporter dans un monde intellectuel et moral.

Quelques philosophes ont pensé que la pantomime ou langage des gestes avait précédé le langage des sons articulés ou la parole : il est possible que, dans le principe du monde, le langage muet ait pu suffire aux premiers hommes; mais plus tard, excités sans cesse par le besoin de se communiquer mutuellement leurs idées et leurs sensations, ils durent essayer d'en exprimer quelques-unes, d'abord par de simples sons vocaux, qui conduisirent ensuite à quelques sons articulés qui formèrent le premier langage, grossier à la vérité et très-borné, mais capable néanmoins d'exprimer les choses de première nécessité et assez bien fixé pour établir certaines conventions.

J. J. Rousseau a supposé également que les hommes ont vécu plusieurs siècles sans faire usage de la parole. Sans entrer dans la discussion de cette hypothèse, nous pensons du moins, que les premiers efforts que les hommes ont faits pour parler, ont dû être très-faibles et ne consistaient qu'en des sons simples ou rarement articulés, et surtout en des exclamations ou interjections qui sont, dans notre espèce seulement, l'expression naturelle de certaines émotions vives, telles que la crainte, l'étonnement, la terreur et la joie, etc. Le langage primitif fut donc simplement vocal, ou plutôt n'offrit que des sons par hasard consonnants, à peu près semblables à ceux des animaux, qui miaulent, qui aboient, qui sifflent ou qui gazouillent, etc.

C'est au moyen de ce langage primitif que les hommes sont parvenus à en créer de plus parfaits à mesure que leur goût s'est perfectionné et que le cercle de leurs idées s'est agrandi. La puissance facultative d'articuler des sons, c'est-à-dire la parole *intelligente*, n'est donc pas un don de la nature, mais une faculté d'emprunt et acquise dans le commerce social; c'est le résultat de l'éducation, c'est le produit de l'industrie humaine; enfin, c'est un art comme tous les arts, susceptible de perfectionnement.

Grâce à l'admirable organisation dont l'espèce humaine a été douée à un degré si éminent, les hommes durent chercher à rendre leurs sensations par d'autres secours que celui des cris et des sons vocaux simples: aussitôt qu'ils sentirent la nécessité d'étendre la sphère de leurs communications, ils firent usage d'autres artifices de la parole; c'est alors qu'éprouvant le besoin de désigner et de distinguer les objets par des sons convenus, ils employèrent des signes vocaux *artificiels* ou *consonnes*, qui, combinés avec les signes vocaux *naturels* ou *voyelles*, constituèrent l'articulation. Tous les jours leurs vocabulaire s'enrichit de nouveaux mots, et probablement l'imitation *raisonnée* des bruits naturels fut le premier instrument qui leur servit pour inventer des sons articulés; enfin la parole se fit sous l'influence de la pensée et de l'intelligence, qui se développèrent. Le premier langage *parlé* n'eut donc rien d'arbitraire, puisqu'il fut formé en grande partie par l'*onomatopée*, c'est-à-dire par l'imitation des sons et des bruits de la nature.

On ne peut douter que c'est d'après ce principe que l'on trouve dans toutes les langues une infinité de mots qui ont encore ce caractère d'imitation; ainsi dans la langue française les mots qui désignent les cris des animaux, les bruits de la nature, les mouvements mécaniques, etc., ont été formés par l'imitation et sont encore presque tous des onomatopées. Il est vrai qu'on n'aperçoit guère cette analogie dans les noms inventés pour exprimer les idées morales; mais, quoique le principe d'imitation soit moins sensible dans les noms des êtres insonores et invisibles, et dans tout ce qui a rapport aux idées abstraites, il n'est pas impossible de comprendre comment ce principe a pu s'étendre jusque-là, si on réfléchit combien grand est le secours que se prêtent mutuellement tous nos sens pour rendre diverses sensations dont les noms nous manquent. En effet, rien n'est plus commun dans toutes les langues, que d'exprimer des idées abstraites comme si elles étaient des sensations perçues par la vue, l'ouïe, le tact, l'odorat, le goût, à qui elles sont souvent étrangères: ainsi on entend souvent dire que la lumière *éclate*, que des pensées se *heurtent*, que des couleurs *crient* ou *jurent*, qu'une douleur est *amère*, qu'un son est *aigre*, qu'une musique est *pâle*, qu'une peinture est *harmonieuse*, qu'un discours est *obscur* ou *brillant*, qu'un homme est mort en *odeur* de sainteté, etc. *Saunderson*, aveugle de naissance, interrogé sur l'idée qu'il avait de la couleur rouge, répondit qu'il la comparait aux sons *éclatants* de la trompette; d'un autre côté, le fameux *Massieux*, sourd-muet de naissance, à qui on demanda l'idée qu'il se faisait du son de la trompette, répondit en sens inverse, c'est-à-dire, qu'il le comparait à une couleur *éclatante*, au rouge par exemple. C'est ainsi que tous les sens se sont entr'aidés dans la formation des mots par imitation, et il en a été de même de presque tous les noms que nous avons cru inventer.

Dans les premiers temps où les hommes commencèrent à parler, les mots formés par imitation et la plupart monosyllabiques, furent en trop petit nombre pour tout désigner; probablement ils eurent encore recours au langage primitif, c'est-à-dire au langage pantomime, et ils suppléèrent au manque de noms pour tout désigner, en employant beaucoup de figures et en ménageant la prononciation d'une foule de gestes, d'exclamations et d'inflexions vocales qui nous sont inconnues aujourd'hui. Lorsque plus tard on eut des mots pour indiquer tous les objets physiques et moraux, les gestes ne furent admis que dans certaines circonstances, et l'on vit les périphrases, les hyperboles, les métaphores, etc., faire place à un langage plus simple, plus clair et plus précis, et où les figures n'étaient mises en usage que pour des sujets ou les ornements étaient indispensables. Les langues primitives, nécessairement très-harmonieuses, énergiques et animées, étaient peut-être plus propres à l'éloquence et à la poésie, tandis que les langues perfectionnées et riches en mots, conviennent mieux à la philosophie, à l'histoire et à l'exactitude; si les unes se prêtent davantage à l'imagination, les autres sont plus favorables aux jugements.

La formation de la parole, comme étant le résultat de l'imitation raisonnée des bruits de la nature, nous semble un principe si bien établi que nous le regardons, en quelque sorte, comme une vérité démontrée: s'il est évident que les hommes ne surent d'abord former les noms que d'après leurs sensations, il est aussi certain qu'ils durent les créer d'après l'aspect le plus saillant sous lequel chaque être leur apparaissait. Or, les sensations perçues par l'oreille et la vue, étant les premières qui frappent l'enfant, durent également d'abord frapper les hommes primitifs. L'enfant, comme le perroquet, peut imiter la parole sans la comprendre; mais les hommes, pour la former, durent la comprendre et nommer chaque chose par la mimologie. Ne voit-on pas tous les jours que, lorsque les enfants veulent désigner un objet nouveau qui les frappe, le nom qu'ils donnent à cet objet est toujours une vive onomatopée; ils suivent ainsi la méthode la plus naturelle, celle qu'ont dû suivre les hommes dans l'origine du monde. [1]

---

1 J'ai actuellement chez moi un jeune homme de quatorze ans, sourd-muet de naissance, à qui j'ai eu le bonheur de rendre l'ouïe et la parole. Lorsqu'il commençait à parler, il employait souvent des *onomatopées;* ainsi il disait, et il dit encore quelquefois, un *panpan*, un *tutu*, un *baum*, un *bè*, un *dindan*, pour dire un tambour, un sifflet, un fusil, un mouton, une cloche. Lorsqu'il a oublié ou qu'il n'a jamais su le nom d'un objet, il lui donne toujours un nom formé par imitation ou il le désigne d'après son aspect le plus saillant. Le sujet de cette observation, qui a été présenté à l'Académie de médecine avant et après sa guérison et qui a été examiné par MM. Itard

Un fait fort remarquable, propre à pousser encore plus loin ce système et surtout à le rendre plus sensible, c'est que dans toutes les langues on trouve les articulations et les signes vocaux nécessaires pour figurer les cris des animaux et presque tous les bruits de la nature, quoique nous soyons certainement fort loin de trouver dans l'alphabet toutes les inflexions vocales dont les organes phonateurs sont susceptibles. Il ne serait pas, au contraire, difficile d'établir en sens inverse que le petit nombre de sons vocaux articulés qui composent toutes les langues, se trouvent dans les cris des animaux, comme si la nature avait voulu, au moyen de l'imitation, faire de ces derniers nos premiers maîtres dans l'art d'articuler des sons. Afin de rendre cette assertion plus sensible dans la langue française, nous allons indiquer les principales articulations de cette langue qui se trouvent dans les cris de quelques animaux indigènes et dans quelques bruits naturels.

Les cris de la brebis, de la chèvre, de l'âne, du cheval, du taureau, du porc, du chien, du chat, du coq, de la poule, du poussin, du dindon, de l'oie, du canard, du pigeon, du corbeau, du rossignol, de la grenouille, etc., nous fournissent les syllabes, *bè*, *mè*, *hi*, *on*, *in*, *ou*, *un*, *vou*, *voua*, *rè*, *mi*, *a*, *o*, *fe*, *qui*, *qué*, *qua*, *quo*, *ri*, *re*, *ra*, *ro*, *clou*, *piou*, *glou*, *che*, *can*, *coin*, *rou*, *cou*, *cro*, *ax*, *tu*, *rou*, *tiou*, *tsi*, *iou*, *psé*, *su*, etc., et une foule d'autres, puisque, d'après les célèbres et patients ornithophiles, Dupont de Nemours et l'Allemand Bechstein, le rossignol fournit lui seul plus de trente articulations, dont vingt sont propres à son espèce. Il en serait peut-être ainsi pour la plupart des animaux, si on prenait la peine d'étudier leurs cris et leur langage naturel.

Les bruits, tels que ceux du vent, d'une goutte d'eau qui tombe,

---

et Désiré Ordinaire, m'a fourni une foule d'observations curieuses et un grand nombre d'occasions d'étudier la marche de la nature dans l'art d'exprimer les idées par des sons vocaux. Je me propose de publier bientôt cette observation intéressante dans la troisième édition de mon Traité d'orthophonie.

celui d'une scie, d'une porte ou d'une roue qui tournent, d'un marteau, du choc d'une pierre, d'une cloche, d'un fouet, du feu qui pétille, du tonnerre, d'un liquide qui s'échappe d'une ouverture étroite, d'un fleuve qui coule, d'une cascade, etc., nous donnent à leur tour les syllabes : *ze*, *touc*, *che*, *cri*, *tac*, *tsing*, *din*, *don*, *pa*, *fla*, *pet*, *pit*, *brou*, *rou*, *crac*, *baum*, *glou*, *je*, etc. On voit que seulement avec le secours des cris d'un petit nombre d'animaux et de quelques bruits de la nature, nous avons trouvé presque tous les sons articulés qui forment la parole. C'est peut-être en réfléchissant sur cette vérité, qu'on découvrit que, quoique dans la composition des mots les sons articulés qui composaient ces mots se réduiraient à un très-petit nombre, ces mêmes sons revenaient sans cesse, et que le langage se formait de leurs différentes combinaisons. Le premier résultat de cette découverte fut l'invention d'un alphabet de syllabes, qui précéda l'alphabet des lettres, l'une des plus belles découvertes dont l'esprit humain puisse s'enorgueillir.

Quoique l'histoire de la formation et de l'origine de la parole soit, par sa haute importance, digne de fixer l'attention des philosophes, son étude, dans les siècles passés, n'a jeté que par intervalles quelques faibles lueurs : je suis loin de prétendre qu'il puisse me rester quelque gloire à traiter un sujet aussi difficile; peut-être même serai-je accusé de témérité!... Peut-être aussi sera-t-on indulgent!... J'ose l'espérer lorsque je me dis : si j'ai abordé une rive si fertile en écueils, je n'ai pas été guidé par la fureur d'écrire, mais bien par le désir de contribuer un peu à l'histoire du langage humain, en faisant connaître le résultat de mes recherches et de mes méditations.

Du prix de la parole et de la grande importance qu'on doit attacher au libre exercice de cette faculté.

Lors même que les intérêts généraux et les intérêts particuliers ne nous toucheraient pas autant, la parole n'en serait pas moins pour nous un don extrêmement précieux, puisque c'est elle qui nous procure la satisfaction la plus vive et la plus réelle de l'amour-propre, et que nous pouvons, par une élocution noble, attachante et facile, fixer l'attention publique, subjuguer les cœurs les plus obstinés, et faire entrer les auditeurs froids et impassibles dans toutes les jouissances que font éprouver les admirables productions du génie.

Un orateur habile soumet à sa voix les mouvements et les passions de tout un peuple; il maîtrise à son gré tous les esprits; il peut gouverner, pousser et retenir les volontés des autres hommes, et par son art merveilleux il se crée une puissance particulière d'une faculté naturelle à tous. Son talent devient pour lui une arme sûre, dont il se sert non-seulement pour sa propre défense, mais encore pour celle des autres. Avec cette arme il défie les méchants, repousse leurs attaques, subjugue la religion des juges, détermine leur décision, commande les votes et la dignité des assemblées populaires; enfin, souvent il assure l'indépendance de sa patrie, ainsi que la vie et la liberté de ses semblables.

Lorsqu'un ministre des saints autels annonce dans la chaire sacrée les vérités de la religion; lorsqu'un défenseur de l'innocence plaide dans les tribunaux; quand un citoyen fait entendre sa voix à la tribune législative pour la cause du peuple; quand un homme d'État délibère dans un conseil ou dans un congrès sur la politique et le sort des nations; enfin, quand un digne panégyriste du talent et de la vertu, leur décerne des éloges, et défère par ses réclamations courageuses les erreurs et les crimes au tribunal de l'opinion publique, le talent de la parole n'est pas seulement un art, mais il devient un auguste ministère consacré par la vénération de tous les citoyens.

La magie de la parole est certainement la plus forte des séductions; elle anime tout, et, par un charme invincible et tout-puissant, elle renverse et brise les obstacles qui s'opposent à son triomphe; aussi véhémente que l'orage, aussi subtile que la foudre, une voix éloquente emporte, entraîne tout, comme les eaux impétueuses d'un torrent rapide. C'est par cet art vainqueur et sublime que Démosthènes a régné dans l'aréopage, Cicéron au barreau de Rome, Bossuet à la chaire sacrée, Mirabeau et Foy à la tribune nationale.

Si dans tous les temps et chez tous les peuples les rapports sociaux ordinaires ont suffi pour faire sentir tout le prix du libre exercice de la parole, les imperfections de cette faculté semblent offrir aujourdhui des inconvénients encore plus fâcheux, puisque dans tous les gouvernements représentatifs le don de s'énoncer facilement est une des premières qualités du citoyen. Les tristes résultats des vices de la parole se font donc sentir plus vivement chez les nations civilisées, surtout chez celles où l'on jouit, comme en France, des bienfaits de la liberté, et où le mérite donne droit à toutes les places, qui s'obtiennent pour la plupart au concours. On a vu souvent des hommes, dont le patriotisme vrai, le mérite reconnu, le caractère noble et indépendant, étaient des titres aux suffrages populaires, se trouver éliminés de la représentation nationale par le seul motif qu'ils parlaient avec difficulté. Souvent aussi, dans des circonstances plus ordinaires, la même cause a fait abandonner des fonctions publiques et certaines professions, auxquelles des personnes, très-capables du reste, étaient appelées par leur inclination, leurs talents ou leur position sociale. Ceux qui ont le malheur d'être affligés d'un vice d'articulation porté à un certain degré, sont presque toujours, pour cette raison, contraints de renoncer à la magistrature, au barreau, à l'état ecclésiastique, au professorat, au théâtre, et même à l'art militaire; enfin, ils se trouvent en quelque sorte privés du commerce de la vie sociale, ou réduits du moins à exercer avec peine une profession pour laquelle ils n'ont souvent point de goût, et qu'ils ont choisie parmi le petit nombre de celles où le libre exercice de la langue est moins indispensable.

Quoique parmi les individus privés de l'usage plus ou moins complet de la parole, il s'en trouve quelques-uns qui semblent indifférents et résignés à leur malheureux sort, le plus grand nombre s'en afflige profondément, parce que, restant encore convaincus de leur incurabilité, ou étant d'un caractère plus susceptible, ils trouvent dans leur infirmité des obstacles et des inconvénients dont ils sentent d'autant mieux les conséquences, qu'ils sont placés plus haut et sont plus répandus dans le monde.

Puisque les imperfections de la faculté de parler peuvent, selon leur degré nous priver jusqu'à un certain point des avantages et du charme que nous trouvons dans la vie sociale; puisque enfin, comme nous l'avons prouvé, les vices de la parole peuvent quelquefois nuire à tous les intérêts, et même s'opposer à l'entier développement de l'intelligence en entravant les études et l'éducation, il est donc de la plus haute importance de se débarrasser d'une infirmité qui n'a pas même le mérite d'exciter en ceux qui en sont témoins, le sentiment de compassion que fait naître ordinairement la vue des autres maladies. Le traitement peu connu des vices de la parole doit donc être rangé en première ligne, comme méritant le plus de fixer l'attention des médecins. Cette étude constitue une nouvelle science, qui a reçu de nous le nom d'*orthophonie*, et qui est d'autant plus importante qu'elle se trouve basée sur les premières lois physiologiques de notre organisation, et qu'elle est déjà soutenue par un grand nombre de faits incontestables que l'expérience, ce juge suprême en médecine, vient confirmer tous les jours.

Du bégaiement et de ses causes.

Le bégaiement, suivant Huet, du latin barbare *bigare*, répéter, et suivant d'autres étymologistes, du verbe grec βαττολογειν, parler comme Battos, un des rois des Cyrénéens, qui était bègue; le bégaiement, disons-nous, est ce vice de la parole qui consiste à répéter par saccades et secousses convulsives un plus ou moins grand nombre de fois et avec plus ou moins de difficultés, certaines syllabes et certaines lettres qui, dans quelques circonstances, sont articulées sans hésitation.

Les auteurs anciens et modernes qui ont enrichi la science d'un grand nombre de traités généraux de médecine, ont gardé un silence presque complet sur un sujet aussi intéressant et aussi digne de leurs recherches. GUY DE CHAULIAC, SAUVAGES, dans sa Nosologie méthodique; MENJOT, FICK, BERGEN, et les autres médecins qui ont dit quelques mots sur le bégaiement, avaient des idées si fausses sur la nature et les causes de ce vice de l'articulation, souvent confondu par eux avec le balbutiement et le bredouillement, qu'ils n'ont pas donné de préceptes utiles pour le prévenir et de moyens rationnels pour le combattre. Ce n'est que depuis quelques années que MM. ITARD [1], DUPUYTREN [2], RULLIER [3], VOISIN [4], ASTRIÉ [5], M.me LEIGH de New-York [6], MM. DELAU [7], ARNOLT [8], CORMACH [9], SERRES d'Alais [10], et HERVEZ DE CHÉGOIN [11], se sont plus ou moins écartés des idées des anciens, et ont indiqué divers moyens curatifs, qui n'ont été que rarement appliqués avec succès, du moins le petit nombre de guérisons qu'ils ont fait connaître, ont toujours été isolées et très-incomplètes.

La position vicieuse des dents, le volume de la langue, son épaisseur, le relâchement de ses ligaments, enfin la longueur du filet, ont été tour à tour regardés comme étant les causes les plus ordinaires du bégaiement. Selon les uns, cette difficulté de parler est, comme nous l'admettons pour le bredouillement, le résultat de la précipitation avec laquelle les bègues veulent rendre leurs idées; selon les

---

1 Journ. univ. des sciences méd., tome VII.

2 Leçons orales.

3 Dictionn. de méd., art. *Bégaiement.*

4 Mémoire sur le bégaiement.

5 Dissertation inaug.; Montpellier, 1824.

6 Dictionn. de méd. prat., art. *Bégaiement*, par M. MAGENDIE.

7 Mémoire lu à l'Académie des sciences, 1829.

8 Éléments de philos. nat.; traduction de M. RICHARD, 1830.

9 Observateur de Naples et Annales de Milan; 1830.

10 Mémoire sur le bégaiement; Journ. des difformités, 1830.

11 Mémoire sur le bégaiement; Mai, 1830.

autres, cette affection dépendrait d'un vice de conformation de la mâchoire supérieure. Délius, parmi ces derniers, croyait que le vice dont il est question avait pour cause un palais double; ceux-ci indiquaient la division de la luette; ceux-là, une conformation particulière de l'os hyoïde; enfin, selon la plupart des auteurs, Sauvages et M. Itard sont de ce nombre, cette affection serait le résultat d'une faiblesse des puissances motrices de la langue et du larynx. Mais comment faire cadrer cette dernière opinion, la plus généralement admise, avec l'extrême facilité qu'ont les bègues de faire tous les mouvements possibles de leur langue et de leurs lèvres? D'ailleurs, il en est à cet égard comme pour les vices organiques; si les muscles de l'articulation étaient réellement faibles, cette faiblesse serait permanente et s'opposerait à la facile expression des idées. D'où vient donc aussi que, dans quelques circonstances, les bègues sont souvent d'une volubilité surprenante, quoiqu'ils aient alors à articuler les mots et les phrases qui enchaînent ordinairement leur langue? Un dernier argument, qui, je crois, est sans réplique, c'est que, si c'était la faiblesse des organes de la parole qui fût la cause du bégaiement, les progrès de l'âge, dont l'effet constant est d'affaiblir l'énergie musculaire, ne produiraient pas la guérison spontanée de cette affection chez des vieillards qui en étaient affligés pendant leur jeunesse.

Les vices d'organisation que nous avons signalés ne peuvent pas mieux être regardés comme les causes du bégaiement, puisque, sur près de six cents bègues que nous avons été à même d'observer, les organes qui, par leur réunion et leurs mouvements, concourent à l'articulation des mots, ont, dans le plus grand nombre des cas, été trouvés dans une parfaite intégrité de conformation, et n'ont rien offert de particulier à l'inspection anatomique. D'ailleurs, si les vices organiques existaient et donnaient naissance au bégaiement, cette affection n'aurait pas d'intermittence, l'obstacle serait permanent et s'opposerait à ce que les bègues pussent presque toujours, sans hésitation, chanter, déclamer, parler seuls, jouer la comédie, imiter le langage d'une autre personne et enfin jurer avec tant d'énergie et de facilité. Pourquoi seraient-ils embarrassés quelquefois pour prononcer des mots qui d'ordinaire ne les arrêtent pas, tandis qu'il leur arrive souvent d'articuler facilement certaines syllabes qu'ils sont accoutumés à trouver rebelles? Que deviennent les prétendus vices organiques? par quelle raison sont-ils mobiles? quelle est la cause de leurs caprices? Comment se fait-il enfin que tous les obstacles matériels exercent moins leur empire chez les vieillards, chez les femmes, chez les enfants, et que l'affection dont ils sont la cause, éprouve une foule de modifications, suivant la température, l'âge, le sexe, l'éducation, les affections morales, la timidité, la confiance, la colère, la peur, et enfin la présence ou l'absence d'une ou de plusieurs personnes, et d'un grand nombre d'autres circonstances, telles que de lire des vers, de répéter des phrases après un autre, de parler sous le masque, les yeux fermés ou ouverts, dans les ténèbres ou en plein jour.

Nous sommes loin de contester que la plupart des vices organiques que nous avons signalés n'aient pu être observés quelquefois; mais nous dirons que, s'ils ont donné naissance à un vice de la parole, ce dernier n'a *jamais* été celui que nous avons décrit. Lorsque quelques lésions d'organes se rencontrent avec le bégaiement, elles deviennent une complication qui s'oppose seulement quelquefois à l'application de la gymnastique vocale, que nous ferons bientôt connaître, et exigent que nous ayons recours à des moyens mécaniques qui rendent la cure plus difficile, plus longue et quelquefois même impossible.

Mais, nous dira-t-on, puisque vous ne voulez pas admettre pour cause de cette infirmité, la faiblesse partielle des muscles agents de l'articulation, et que d'un autre côté vous rejetez également les vices organiques, le bégaiement est donc un effet sans cause? et si vous lui en accordez une, où pourrez-vous en fixer le siége?

Le bégaiement est, selon nous, une modification particulière des contractions des muscles de l'appareil vocal; c'est une affection essentiellement nerveuse, qui est le résultat d'un manque d'harmonie entre l'innervation et la myotilité, ou, pour parler plus clairement, entre l'influx nerveux qui suit la pensée et les mouvements musculaires au moyen desquels on peut l'exprimer par la parole. De ce manque de rapport et d'harmonie d'action, qui doit exister pour que les mouvements soient réguliers entre l'excitation nerveuse et les contractions musculaires, résulte un désordre, qui augmente avec les efforts que l'on fait pour le faire cesser, et qui donne naissance à cette sorte d'état tétanique et convulsif qui constitue le bégaiement. Mais si, par une idée accessoire ou par un rhythme quelconque, on régularise ou on modifie l'excitation et l'irradiation cérébrale, ou si, plaçant les organes de la parole dans des conditions plus favorables, on leur imprime de nouveaux mouvements, plus lents et plus réguliers, en leur faisant prendre une position tout à fait inverse à celle qu'ils occupent pendant le bégaiement; alors l'harmonie entre l'innervation et la contractilité se rétablit; l'ordre renaît, le spasme cesse, et l'hésitation disparaît.

Si l'on nous demande comment il se fait que le chant, la déclamation, etc., puissent faire disparaître le bégaiement, et pourquoi cette infirmité est souvent augmentée ou diminuée par diverses circonstances et certaines affections morales, nous répondrons que l'excitation cérébrale étant modifiée, et la contractilité musculaire ralentie et régularisée par une mesure poétique ou musicale, il en résulte nécessairement plus d'ordre et d'harmonie dans le jeu des organes de la parole, et que le rhythme et l'idée de placer ces organes d'après certaines règles, deviennent des idées accessoires, qui font que les idées principales sont émises plus régulièrement, et que les bègues se trouvent moins sous l'influence de la réaction des affections morales sur le cerveau et le système nerveux en général.

Si l'on peut, par un moyen quelconque, modifier l'excitation cérébrale en donnant aux bègues la hardiesse ou plutôt la confiance que les plus timides d'entre eux trouvent dans diverses circonstances, par exemple, lorsqu'ils sont seuls, lorsqu'ils sont sous le masque, ou après quelques libations bachiques, alors un grand changement s'opère et les liens qui tenaient la langue enchaînée se trouvent rompus comme par enchantement. En effet, je n'ai pas encore trouvé un bègue hésitant en parlant seul ou immédiatement après un repas égayé par quelques verres de vin de Champagne. Si, en général, ceux qui sont affectés du bégaiement sont vifs et spirituels, ils sont en revanche très-susceptibles et timides: leur timidité excessive vient de la crainte où ils sont d'être raillés, et cette idée les occupe tellement qu'elle contribue à faire tomber les organes phonateurs dans l'état spasmodique, qui les paralyse en quelque sorte jusqu'à ce qu'ils cessent d'être sous la même influence.

Si les impressions légères augmentent le bégaiement, les impressions vives, les passions véhémentes, les grands mouvements de l'âme, tels que ceux produits par la colère, la peur, une injure grave, un danger éminent, etc., font momentanément disparaître cette infirmité par la modification qu'ils impriment à l'excitation et à l'irradiation cérébrale. Il est très-curieux que ceux qui d'ordinaire parlent facilement, perdent la parole précisément dans quelques circonstances où les bègues la retrouvent. Si nous ne voulions pas nous tenir dans des bornes aussi limitées, nous pourrions citer un grand nombre de faits curieux, consignés dans notre traité d'orthophonie, et tendant tous à prouver combien est grande l'influence des impressions morales sur les organes de la parole. Les personnes qui ont peu d'intelligence, les enfants jusqu'à quatre ou cinq ans et les vieillards, ne bégaient que très-rarement, parce qu'ils sont, en général, les uns et les autres, plus faiblement impressionnés; les derniers surtout, devenus moins timides en vieillissant, ont toujours moins de contrainte et d'embarras; d'ailleurs la confiance, l'intimité, le manque de gêne, si naturels aux personnes âgées, leur donnent une assurance qui, comme nous l'avons déjà dit, est seule capable d'effacer, pour ainsi dire, la diffi-

3

culté de langage qu'ils avaient surtout dans l'adolescence. L'hésitation que l'on remarque chez les enfants n'est autre chose que le balbutiement enfantin; c'est donc mal à propos qu'on a regardé comme un véritable bégaiement la défectuosité de leur langage primitif. Lorsqu'ils doivent être bègues, ce n'est qu'à l'époque où ils parlent naturellement avec netteté, c'est-à-dire aux environs de quatre ou cinq ans, qu'on peut bien distinguer les répétitions vicieuses, accompagnées d'un spasme vocal, qui caractérisent le bégaiement proprement dit. Cette infirmité se prononce davantage vers la septième et la huitième année; depuis cette époque jusqu'à la puberté, ce vice de la parole ne fait qu'augmenter; il reste stationnaire dans l'âge mûr, époque où il diminue insensiblement, pour cesser entièrement dans la vieillesse. Le point de départ du bégaiement n'est donc pas dans les organes phonateurs, mais bien dans le cerveau, ou plutôt dans la cause incitante des contractions musculaires des agents de la parole, qui s'irradie sur ces derniers d'une manière irrégulière, sous l'influence d'une impression physique ou morale souvent la plus légère.

Rareté du bégaiement chez les femmes.

D'après les observations que nous avons été à même de faire dans le gymnase orthophonique de Paris, que nous avons fondé en 1829, il résulte, comme on le verra dans le tableau statistique que nous donnerons bientôt, 1.° que sur vingt personnes affectées de bégaiement, il y a dix-huit ou dix-neuf hommes pour deux femmes; 2.° que cette infirmité, beaucoup plus rare chez ces dernières, est aussi plus difficile à guérir, probablement parce qu'en général elles sont moins susceptibles de persévérance et d'attention; 3.° enfin, nous avons observé que ce vice de la parole consiste le plus souvent chez elles plutôt en un certain silence momentané, accompagné de grimaces et mouvements convulsifs de la mâchoire et des lèvres, qu'en un vrai bégaiement caractérisé par des répétitions désagréables.

Quoique la rareté du bégaiement chez les femmes dépende d'une cause difficile à trouver, nous allons cependant hasarder quelques lignes pour expliquer ce privilége et faire connaître notre opinion à cet égard.

La facilité avec laquelle les idées s'associent dans l'esprit, diffère dans tous les individus, et il est prouvé qu'en général les femmes ont, à cet égard, quelque supériorité sur les hommes; de là cette facilité du langage, cette aisance d'expression et de pensées; d'ailleurs, la coquetterie et l'envie de plaire, si naturelles à ce sexe, font que les jeunes filles s'étudient de bonne heure à corriger toutes leurs petites imperfections physiques, principalement celles de la parole; parce que, comme l'a dit ROUSSEAU, le talent de parler tient le premier rang dans l'art de plaire; c'est par lui seul qu'on peut ajouter de nouveaux charmes à ceux auxquels l'habitude accoutume les sens. Personne n'ignore que les petites filles ont déjà un babil agréable à l'âge où les garçons savent à peine articuler quelques syllabes. Une jeune personne de quinze ans s'exprime avec finesse et surtout avec facilité, et fait déjà les délices d'une société dans laquelle un jeune homme du même âge resterait muet.

La constitution des femmes, qui est plus mobile, se prête mieux que la nôtre à tous les mouvements, et la mollesse, qui est particulière à tous leurs organes, rend plus flexibles ceux de la voix et de la parole, qui ont moins besoin que les nôtres des ressources de l'art pour atteindre le degré de perfection dont ils sont susceptibles. C'est probablement pour cela que, dans tous les pays, on voit un plus grand nombre d'artistes dramatiques du premier ordre chez les femmes que parmi les hommes; c'est surtout dans les organes de la voix modulée, que cette mobilité et cette souplesse sont encore plus remarquables. Quel est celui de notre sexe qui a fourni l'exemple d'un gosier aussi flexible que celui des *Catalani*, des *Pasta*, des *Sontag*, des *Malibran Garcia !* le violon de *Paganini*, la flûte de *Tulon*, la lyre d'*Amphion*, ne se prêteraient pas mieux à toutes les difficultés et ne produiraient un effet aussi magique. Une constitution plus humide, plus sensible, plus déliée, un système nerveux plus développé et peut-être plus parfait, font que les femmes savent mieux que nous mesurer et mettre en harmonie la succession de leurs idées et la mobilité possible des puissances motrices de la parole.

Enfin, un argument qui milite en faveur des causes finales, c'est que la nature, qui a donné à la femme plus de désirs et surtout plus de besoin de parler, n'a pas voulu lui ôter les moyens de pouvoir exprimer facilement, par la parole, les impressions diverses et les sensations multipliées qu'elle veut sans cesse faire connaître. Il faut avouer, à la gloire des femmes, que, dans l'art de la conversation et de la perfection du langage, elles nous surpassent de beaucoup; de même que, sentant plus vivement que les hommes, elles ont le tact plus délicat et savent mieux qu'eux, faire tout avec grâce et facilité.

Influence des saisons et de la température sur le bégaiement.

Nous avons eu occasion d'observer un grand nombre de fois chez presque tous les bègues que nous avons traités, que les changements de saisons, et surtout les variations brusques dans la température de l'air, avaient une grande influence sur le bégaiement; la plupart d'entre eux jugeaient d'avance, par la difficulté qu'ils éprouvaient à parler, qu'un changement plus ou moins considérable allait avoir lieu dans l'atmosphère.

Cette particularité, qui d'abord peut paraître chimérique et dénuée de fondement, ne doit cependant rien offrir d'étonnant et d'impossible à ceux qui connaissent les influences incontestables qu'ont les variations atmosphériques sur les maladies en général, mais principalement sur les affections qui, comme le bégaiement, sont essentiellement nerveuses.

Pendant l'hiver et l'été, nous avons également remarqué que le bégaiement augmentait, et que le printemps et l'automne étaient plus favorables, si surtout ces saisons étaient tempérées et humides; l'air sèc des gelées et des grandes chaleurs, nous a toujours semblé agir en sens inverse.

Cette affection est aussi plus sensible le matin que dans la journée; cela tient peut-être à ce que, l'intelligence étant plus facile alors, *aurora musis amica*, l'irradiation cérébrale qui suit la pensée jaillit avec plus de vitesse, et par cela même avec moins de précision; peut-être aussi faudrait-il trouver la cause de ce phénomène dans le repos prolongé où s'est trouvé pendant la nuit tout le système nerveux, principalement celui de la vie de relation, qui pour cela serait plus excitable le matin que le soir, époque où les fatigues de la journée ont dû diminuer la sensibilité générale.

Les excès vénériens, la masturbation, les veilles prolongées, les émotions douces, l'incertitude, l'attente d'une nouvelle, d'une lettre, d'une visite, la moindre contradiction, le doute, une contestation sur un sujet insignifiant, une légère indisposition, enfin le plaisir, la joie, la tristesse, et surtout les affections morales qui émeuvent à peine les autres hommes, augmentent de beaucoup la difficulté des bègues, tandis que les émotions vives, l'impression d'une injure fortement sentie, la colère, les jurements énergiques, enfin tous les grands mouvements de l'âme, font le plus souvent, comme nous l'avons déjà dit, disparaître pour quelque temps le vice de la parole dont il est question.

Influence de l'imitation.

D'après plusieurs observations authentiques, le bégaiement peut avoir pour cause l'imitation; il en est d'ailleurs pour ce vice de la parole comme pour le grasseyement, le bredouillement, la blésité et tous ceux que nous avons signalés dans notre traité d'orthophonie.

M. le professeur Désormeaux raconte qu'un homme fort distingué dans les lettres était devenu bègue, parce que, vivant dans sa jeunesse avec un de ses amis affecté de bégaiement, il s'était plu à parler comme lui. Dans le principe il se faisait un jeu de le contrefaire, mais plus tard il l'imitait involontairement, et ce n'est qu'à l'aide d'un travail assidu et de beaucoup de persévérance qu'il parvint à se défaire de cette habitude vicieuse, qu'il avait acquise par sa faute.

M. de Laville, officier de l'état-major, à qui nous avons donné quelques conseils, nous a assuré qu'il était devenu bègue parce que, étant au collége, il avait voulu imiter un de ses condisciples, affecté de bégaiement, et qui, à cause de son infirmité, était dispensé de réciter aucune leçon. Il réussit si bien à contrefaire ce dernier, qu'en peu de temps il ne put parler qu'avec une grande difficulté, ce qui l'exempta, comme son ami, des leçons pour lesquelles il avait tant de répugnance. Dans le principe il n'était bègue que par paresse; mais plus tard il le devint par habitude, et ce n'est qu'avec beaucoup d'efforts qu'il a vu disparaître l'infirmité qu'il avait acquise si facilement par imitation. Il est bon de dire cependant que probablement M. de Laville avait une disposition au bégaiement, car son frère aîné, actuellement docteur en médecine, est affecté de ce vice de la parole.

Le docteur ASTRIÉ rapporte dans sa dissertation inaugurale qu'un de ses amis, actuellement médecin et praticien distingué, s'avisa, à l'âge de dix-sept ans, d'imiter une personne bègue, si bien qu'il continua à bégayer malgré lui pendant plusieurs années : s'il est depuis longtemps parfaitement guéri, c'est le frère de l'illustre PINEL qui, ayant été son précepteur, parvint, à force de conseils et de soins bien dirigés, à lui rendre le libre exercice de la parole.

Nous connaissons une dame de Paris qui a bredouillé pendant plusieurs années, parce que durant le séjour qu'elle fit dans sa jeunesse en Amérique, elle s'était plu à contrefaire une de ses amies, qui parlait d'une manière très-peu intelligible; ce n'est même qu'à son retour dans sa patrie que son infirmité à cessé entièrement, les railleries fréquentes auxquelles elle était en butte, et peut-être un peu la coquetterie, le plus vif stimulant de son sexe, l'ont rendue capable des plus grands efforts et d'un travail opiniâtre. Aujourd'hui elle a dans toute son intégrité la faculté de parler, dont elle tire un très-bon parti; car elle dit très-distinctement de fort jolies choses.

Nous avons traité, il y a cinq ans, un ouvrier tailleur, qui nous a dit n'être devenu bègue que parce que, dans l'intention de se faire exempter du service militaire, il avait cherché à imiter les personnes affectées de bégaiement; il n'eut besoin que de quelque mois d'habitude pour avoir réellement l'infirmité qu'il ne voulait que simuler, et son stratagème lui réussit si bien qu'il fut réformé.

Personne n'ignore que c'est presque toujours l'imitation seule, et non une disposition particulière, qui fait que dans chaque province on prononce les mots d'une manière plus ou moins défectueuse et avec des accents plus ou moins désagréables. D'ailleurs ne sait-on pas que les hommes ont en général un penchant secret et souvent involontaire, qui les porte à imiter toutes les actions dont ils sont témoins, et que de tous nos organes nul n'est plus porté à l'imitation que celui de la parole. Deux individus jeunes qui vivent ensemble, finissent souvent par avoir le même accent et par parler à l'unisson, et, ce qui est plus extraordinaire encore, leur voix acquiert à peu près le même timbre. J'ai connu un jeune homme qui, vivant avec un ventriloque, n'a pas tardé de le devenir lui-même presque involontairement. Ne remarque-t-on pas le même vice de pronociation chez tous les membres d'une famille, chez une classe de peuple de la même ville, comme on l'observe en particulier dans la classe du peuple à Paris; et même, enfin, chez presque tous les habitants de certains départements? Les uns grasseyent, les autres disent, comme les Gascons, B pour V et *vice versa*. Ceux-ci ne peuvent pas prononcer l'R, parce qu'ils ont eu la manie absurde de singer certaines gens de prétendu bon ton, qu'une inspiration de mauvais goût porte à se donner des défauts dont voudraient se débarrasser ceux qui en sont réellement affligés; ceux-là donnent au CH le son de l'S; enfin, la plupart des vices de la parole résultant de l'imitation, sont tellement enracinés chez certains individus, qu'ils ne peuvent s'en défaire, et qu'ils n'ont que quelques mots à dire pour qu'on devine s'ils sont des bords de la Durance ou de la Garonne. D'ailleurs, plusieurs affections nerveuses n'ont-elles pas, ainsi que le bégaiement, quelquefois pour cause principale l'imitation? l'épilepsie, l'hystérie, la manie, le strabisme, et surtout le bâillement, ne nous en fournissent-ils pas des exemples journaliers?

Toutes ces observations devraient engager les parents à faire en sorte que leurs enfants aient le moins possible des rapports avec les personnes affectées d'un vice de la parole; ils feraient également très-bien de leur interdire le plaisir dangereux de l'imitation, surtout dans un âge où l'on contracte encore plus facilement les mauvaises habitudes que les bonnes. *Cereus in vitium flecti*, dit Horace dans son Art poétique.

Espèces, variétés et phénomènes caractéristiques du bégaiement.

Ainsi que nous l'avons fait dans notre ouvrage sur tous les vices de la parole, nous divisons encore le bégaiement en deux classes principales. La première, qui nous a semblé avoir une grande analogie avec la danse de Saint-Guy ou chorée, a reçu de nous la désignation de *labio-choréique;* elle consiste dans une espèce de *chorée* des lèvres et dans la succession plus ou moins rapide des mouvements convulsifs, exécutés par la langue, la mâchoire inférieure, etc. Ce genre de bégaiement, qui donne naissance aux répétitions désagréables *bbb*, *ttt*, *qqq*, *mmm*, offre quatre variétés, que nous ferons connaître après avoir parlé de la deuxième espèce de bégaiement.

Cette seconde espèce, que nous avons appelée *gutturo-tétanique*, est caractérisée par une sorte de roideur tétanique *de tous les muscles de la respiration*, principalement de ceux du pharynx et du larynx. Ce genre de bégaiement, qui se fait surtout remarquer sur les lettres gutturales C, G, K, Q, et sur les sons vocaux A, É, Ê, È, I, O, U, OU, AN, ON, IN, est toujours accompagné d'efforts pénibles pour articuler, et se distingue *surtout* par quelques intervalles de silence, par l'immobilité de la langue, par le resserrement de la glotte et une espèce de suffocation momentanée, occasionnée par la constriction des muscles du larynx et le rapprochement des lèvres de la glotte.

Ce qui distingue le plus le bégaiement *gutturo-tétanique* du bégaiement *labio-choréique*, c'est que les personnes affectées de ce dernier genre, sont toujours plus vives, nerveuses, et parlent *ordinairement très-vite, sans paraître faire aucun effort pour articuler*, quoiqu'elles soient arrêtées souvent par les répétitions *bbb*, *qqq*, *ttt*, *ddd*, *mmm;* au contraire, dans l'espèce gutturo-tétanique les bègues parlent *lentement*, *sans chercher à se presser*, *mais en faisant toujours des efforts* plus ou moins grands pour articuler les syllabes rebelles. Nous allons exposer actuellement les principaux caractères qui distinguent chaque variété de ces deux espèces de bégaiement. La première, *labio-choréique*, en compte quatre; la seconde, *gutturo-tétanique*, en offre six. Le nombre de cas que nous avons observés jusqu'à cette époque (1836), est d'un tiers plus considérable : nous indiquons seulement les cas observés jusqu'au mois de juillet 1833, dont le chiffre exact a été extrait d'un tableau que nous avons présenté à l'Institut.

Bégaiement labio-choréique.

1.re VARIÉTÉ.

Bégaiement *labio-choréique avec bredouillement.* Ceux qui en sont affectés, remarquables par leur pétulance et par la vivacité de leur esprit, ainsi que par la promptitude avec laquelle ils veulent parler, ne sont jamais arrêtés par des moments de silence, quoiqu'ils bégaient sur presque toutes les syllabes et joignent à leurs bégaiements le vice de la parole appelé bredouillement, qui consiste à prononcer confusément les mots avec tant de rapidité, qu'ils sont coupés et articulés à demi : cette variété, qui est une des plus communes, est aussi la plus exposée à récidive, quoiqu'elle paraisse d'abord la plus facile à guérir; elle m'a présenté soixante-treize cas, ci 73.

IIe VARIÉTÉ.

Bégaiement *labio-choréique difforme*, caractérisé par des grimaces et des mouvements convulsifs des muscles de la face, des paupières, du front, des sourcils, du nez, des lèvres, etc., sans efforts *de la gorge*, et *surtout sans contraction des muscles de la poitrine*, mais suivi des répétitions *gggg*, *tttt*, *mmmm*. Ce bégaiement a quelques moments d'intermittence, tandis que le premier n'en a pas; il est plus facile à guérir, et moins exposé aux récidives: j'en ai déjà observé trente-neuf cas, ci . . . . 39.

IIIe VARIÉTÉ.

Bégaiement *labio-choréique muet*, ou *bégaiement des femmes*, qui se distingue par les mouvements convulsifs de la langue, des lèvres et de la mâchoire inférieure, mais qui se font sans bruit et sans qu'on entende les répétitions *bbbb*, *pppp*, *gggg*, qui caractérisent le bégaiement *labio-choréique* proprement dit. Cette variété se rencontre plus souvent chez les femmes qui, ayant plus de coquetterie que nous, font peut-être plus attention à ne pas laisser entendre les répétitions désagréables pour les auditeurs : sur quatorze femmes que j'ai traitées, j'en ai trouvé dix affectées de ce genre de bégaiement, qui est un des plus difficiles à guérir, et dont je n'ai observé que dix-sept cas, ci . . . . 17.

IVe VARIÉTÉ.

Bégaiement *labio-choréique lingual*, que l'on reconnaît à la sortie de la langue, qui franchit les arcades dentaires et qui projette au loin de la salive, en faisant des mouvements semblables à ceux qu'exécute la langue d'un chien qui happe en buvant. Cette variété, qui se fait surtout remarquer dans l'articulation des lettres *dentales* et *palatales*, est une des plus rares, des plus difficiles à guérir; d'autant plus qu'elle est souvent combinée avec le volume considérable de la langue, et qu'elle est en partie combattue par des moyens mécaniques: j'ai observé vingt et un cas de cette variété, ci . . . . 21.

Bégaiement gutturo-tétanique.

Ire VARIÉTÉ.

Bégaiement *gutturo-tétanique muet.* Ceux qui en sont affectés restent plus ou moins longtemps comme s'ils étaient tout à fait muets, et, quoique sans faire de grimace ni aucun effort pour parler, ne parviennent à articuler quelques mots privilégiés qu'après avoir fait plusieurs petites inspirations successives, qui sont suivies d'un bruit sourd, imitant assez bien le sifflement d'un obus qui n'a presque plus de force. Ce genre de bégaiement n'est pas très-fréquent; je l'ai observé dix-neuf fois, ci. . . . . 19.

IIe VARIÉTÉ.

Bégaiement *gutturo-tétanique intermittent*, qui reste quelquefois des heures, des jours même, ou plus ou moins longtemps sans paraître, se manifeste souvent d'une manière si forte que les personnes chez qui je l'ai observé, ne pouvaient pendant quelques instants proférer un seul mot, et faisaient entendre seulement un son sourd et saccadé comme celui qui résulterait d'une longue série d'E muets. Lorsque ceux qui en sont affectés sont parvenus à articuler nettement un ou deux mots, ils peuvent parler quelquefois très-longtemps sans hésitation et sans qu'on s'aperçoive de leur infirmité. Cette variété, qui est assez fréquente, se guérit facilement; j'en ai observé quarante-huit cas, ci . . . . 48.

IIIe VARIÉTÉ.

Bégaiement *gutturo-tétanique choréiforme.* Cette variété, qui, comme toutes celles *gutturo-tétaniques*, est caractérisée par une sorte de roideur des organes de la respiration et de la voix, et par quelques instants de silence, se distingue surtout par l'espèce de *chorée* et les mouvements convulsifs que l'on remarque dans la tête, les bras et les jambes de ceux qui en sont affectés : ces mouvements désordonnés, tout à fait semblables à la danse de saint Guy, ne se manifestent que pendant l'articulation des mots, et disparaissent entièrement pendant le silence. Cette variété est une des plus faciles à guérir; c'est pour cette raison qu'elle est sujette à récidive, si l'on cesse trop tôt de mettre en pratique les moyens propres à la combattre; j'ai été à même d'en observer vingt-six cas, ci . . . . 26.

IVe VARIÉTÉ.

Bégaiement *gutturo-tétanique canin.* Cette variété, quelquefois portée à l'excès, est ainsi appelée parce que, pour articuler les syllabes qui exigent quelques efforts, les bègues font entendre les répétitions désagréables *ao ao aooo, aooo*, qui imitent assez bien l'aboiement de certains chiens de chasse. J'ai dernièrement présenté à MM. Flourens et Dulong un jeune homme de vingt et un ans, affecté de cette variété de bégaiement, qui était chez lui si prononcé qu'il était quelquefois plusieurs minutes sans pouvoir articuler un son le plus simple : quelques jours ont suffi pour le faire parler sans hésitation; c'est le treizième cas de ce genre que j'ai observé, ci . 13.

Ve VARIÉTÉ.

Bégaiement *gutturo-tétanique épileptiforme.* Cette variété se reconnaît aux phénomènes suivants : à l'instant où celui qui en est affligé veut parler, des convulsions extrêmement fortes des muscles de la poitrine, de l'abdomen, du cou, de la peau, des membres supérieurs, donnent naissance à des contorsions et à des mouvements semblables à ceux que l'on remarque pendant une attaque d'épilepsie; en même temps les veines du cou se gonflent, le visage devient rouge et quelquefois livide, les yeux s'injectent et semblent sortir des orbites; la salive, mêlée d'une écume blanchâtre, souvent s'échappe abondamment de la bouche; la physionomie perd la noblesse de son expression, et les malheureux bègues n'obtiennent le plus souvent de tous ces efforts que l'articulation d'une ou de deux syllabes, et ne peuvent faire entendre qu'une espèce de grognement, imitant assez bien le cri d'un porc qu'on égorge. Ce genre de bégaiement, quoique toujours porté au dernier degré, est souvent plus vite et plus facilement guéri que ceux qui appartiennent à une des variétés dont je viens de parler : sept cas que j'ai été à même de traiter m'autorisent à émettre cette opinion.

Il reste encore le bégaiement *gutturo-tétanique avec balbutiement*, qui est presque toujours incurable, parce qu'il est accompagné d'une autre hésitation, dépendante d'une maladie du cerveau, ou de toute autre lésion organique, presque constamment au-dessus des ressources de l'art.

Enfin, j'ai encore à parler d'un bégaiement assez fréquent que j'appelle *mixte*, parce qu'il est caractérisé par la réunion d'une ou plusieurs des variétés dont je viens d'exposer les principaux phénomènes qui les caractérisent. Toutes ces variétés ne sont pas tellement tranchées qu'il faille, pour les combattre, n'employer que les moyens curatifs qui leur conviennent plus particulièrement; on devra, au contraire, toujours mettre en pratique ma méthode générale, qui convient seule dans un grand nombre des cas les plus simples. Mais il faudra avoir soin d'examiner si à la variété que l'on combat ne se trouvent pas combinés quelques caractères d'une ou de plusieurs autres variétés; après les avoir reconnus, on choisirait parmi les moyens que je vais bientôt indiquer, ceux qui conviennent plus particulièrement à chaque genre, et on les joindrait soit à la méthode générale, soit aux moyens thérapeutiques de chaque variété. Il faudra aussi bien apprendre le mécanisme artificiel de chaque lettre et de chaque syllabe rebelle, en cherchant à décomposer, comme je l'indique dans le tableau ci-dessous, tous les sons qui se trouvent dans l'articulation d'une syllabe ou d'un mot. Au moyen de cette décomposition des sons, qui semblera d'abord exagérée, les bègues parviendront à surmonter toutes les difficultés; bientôt ce qui était exagéré disparaîtra, et ils seront étonnés de pouvoir parler nettement et facilement, sans aucune hésitation, en employant toutefois les autres moyens curatifs qui sont propres à combattre leur infirmité, et dont l'application paraîtra alors plus facile et surtout plus efficace.

Ce qui est extrêmement remarquable dans le bégaiement, c'est que certaines consonnes soient plus fréquemment et plus fortement bégayées devant telle voyelle que devant telle autre. Par exemple, la syllabe *co* exige ordinairement moins d'efforts de la part des bègues que la syllabe *ca*, quoique ces derniers éprouvent moins de difficulté pour produire le son de la voyelle isolée *a* que pour articuler celui de la voyelle *o* dans les mêmes circonstances.

Telle syllabe, ordinairement difficile pour les bègues, est quelquefois prononcée facilement par eux, si elle est précédée d'une autre qui laisse leur langue dans une situation favorable; c'est pour cette raison qu'ils ont en général plus de peine pour articuler les lettres qui commencent une phrase et que leur infirmité est plus sensible dans les premiers mots qu'ils adressent aux personnes avec lesquelles ils ne sont pas encore familiarisés. Quelques-uns d'entre eux, pour rendre moins apparente leur hésitation, usent de différents artifices et masquent plutôt les difficultés qu'ils ne les surmontent. Par exemple, il en est qui font précéder les mots difficiles par des mots qui placent leur langue dans des positions qui se rapprochent plus ou moins de celle que cet organe doit prendre lorsque notre gymnastique vocale est employée. Ainsi, ils joignent, le plus souvent possible, les articles : *le*, *la*, *les*, aux substantifs qu'ils veulent nommer, parce que, pour la plupart d'entre eux, ces articles n'exigent aucun effort pour être prononcés, la face inférieure du sommet de la langue devant être, comme dans notre méthode, portée vers le palais. Le docteur SERRES, d'Alais, cite un jeune villageois du midi de la France, qui, afin d'obtenir le même résultat, employait l'article patois *lou*. Tel bègue qui ne peut pas prononcer les mots : *travail*, *canon*, *Parisien*, les articulera facilement, s'il dit : *le travail*, *le canon*, *le Parisien*, ou s'il remplace l'article par un son vocal ou un monosyllabe facile : ainsi il dira sans efforts : *un travail*, *cinq canons*, *huit Parisiens*, parce les noms de nombre, *un*, *cinq*, *huit*, sont en général faciles; il aurait au contraire complétement échoué pour prononcer les mêmes mots isolés ou précédés d'autres nombres dont les articulations sont dures, tels que *deux*, *trois*, *quatre*, *treize*, etc.

Moyens curatifs du bégaiement.

Le bégaiement, compatible avec la santé, a été pour cette raison regardé jusqu'à nos jours comme n'étant pas du domaine de la médecine, et surtout comme devant être mis au nombre des affections réputées incurables. Cette infirmité, aussi fréquente que pénible, peut cependant se guérir facilement dans le plus grand nombre de cas. Aucun doute ne doit rester à cet égard, lorsqu'on saura que depuis 1827 nous avons traité près de cinq cents bègues, dont quatre cent dix-neuf l'ont été avec un succès complet, et que la méthode que nous allons faire connaître a obtenu les honorables suffrages de l'Académie des sciences et de l'Académie de médecine.[1]

---

1 L'Académie des sciences, après deux ans d'épreuves, nous a décerné un prix de 5000 francs, dans sa séance publique du lundi 18 novembre 1833. Les conclusions du rapport fait à l'Académie de médecine par M. ITARD, le 14 décembre 1830, au nom d'une commission composée de MM. MARC, ESQUIROL, HERVEZ DE CHÉGOIN, se

Guy de Chauliac, qui regardait cette infirmité comme dépendante d'une faiblesse des muscles de la voix, prescrivait un régime tonique, des gargarismes astringents et un long exercice des organes vocaux.

Sauvages et quelques autres médecins qui avaient les mêmes idées que Guy de Chauliac, joignaient au traitement tonique local et à l'exercice de la langue, la section du filet.

M. Itard a conseillé de faire apprendre une langue étrangère et de mettre une entrave mécanique à la langue, afin de fortifier cet organe en gênant ses mouvements.

M. Voisin a conseillé la déclamation et les cailloux de Démosthènes; mais, par une espèce de fatalité, les cailloux d'aujourd'hui ne guérissent plus le bégaiement.

Le célèbre Dupuytren, dont la science déplorera toujours la perte, a donné pour conseils d'apprendre la musique et de parler en chantant dans un ton analogue aux récitatifs de nos opéras. Ce moyen, qui ne pourrait convenir qu'aux musiciens, et qui exigerait d'ailleurs beaucoup de temps et de persévérance, nous semble impraticable; parce que personne ne voudrait, en société, s'astreindre à parler en chantant, ce qui serait, encore plus que l'infirmité que l'on veut combattre, ennuyeux pour l'orateur et désagréable pour les auditeurs.

En 1829, le docteur Deleau, qui admet trois espèces de bégaiement : le *lingual* ou *loquax*, le *labial* ou *difforme*, le *douloureux* ou *muet*, a proposé une méthode de traitement, qui consiste à fixer l'attention des bègues sur toutes les positions que prennent les organes

---

terminent ainsi : *La combinaison des moyens curatifs de M. Colombat est tellement avantageuse qu'elle amène les résultats les plus prompts et les plus nets qu'on ait obtenus jusqu'à présent.* Le savant rapporteur déclare en outre, au nom de la commission : *Que la méthode curative et l'ouvrage de M. Colombat méritent l'approbation de l'Académie, ainsi que ses remercîments pour les communications franches et sans réserve qu'il lui en a faites; que sous ces deux rapports il a acquis un double titre aux suffrages de l'Académie, à qui la commission propose d'inscrire M. Colombat parmi les candidats aux premières places vacantes de ses membres adjoints.* Ces conclusions ont été adoptées à l'unanimité.

de la parole pendant la formation des lettres et des syllabes. Pour appliquer cette méthode, il faudrait connaître parfaitement et se rappeler les mouvements nombreux et les positions naturelles des organes phonateurs; mais, comme cela est extrêmement difficile, je crois qu'il est impossible de mettre en pratique les moyens proposés par l'ingénieux médecin que je viens de citer.

Une Américaine, Mad.[me] veuve Leigh de New-York, a employé, dit-on, avec succès, une méthode curative que le hasard lui a fait trouver, et qui consiste à fixer le sommet de la langue appliqué contre le palais. Ce moyen, qui ne peut être utile que pour articuler certaines syllabes, a été communiqué, sous le secret, et vendu à M. Malbouche, frère de l'avocat, qui a essayé, pendant quelque temps, de traiter le bégaiement à Paris. Ce dernier a cru devoir apporter des modifications à la méthode américaine, en faisant appliquer la totalité de la face dorsale de la langue contre la voûte palatine, au lieu, comme le veut Mad.[me] Leigh, de porter seulement le sommet de cet organe contre le palais. Ces deux méthodes, que l'appât du gain avait tenu si long-temps secrètes, n'offrent quelques avantages que dans un petit nombre de cas, et encore ce n'est que pour les sons gutturaux C dur, K, Q et *Gue;* d'ailleurs, cette fixité de la langue au palais altère considérablement la parole, qui est comme empâtée et encore plus désagréable et ridicule que le bégaiement qu'on a voulu combattre.

Dans un ouvrage anglais de M. Arnolt, traduit, il y a peu de temps, par M. Richard, sous le titre d'*Éléments de philosophie naturelle*, il est question d'une nouvelle méthode de traitement, qui consiste à imiter ce qu'on fait lorsqu'on bourdonne un son continu; lorsqu'on reste, par exemple, en chantant sur la syllabe *fêêêêête* du mot *fête.* Il est facile de voir que cette gymnastique vocale, qui a pour but de tenir la glotte ouverte, a également l'inconvénient de donner naissance à une manière de parler plus désagréable que le vice qu'on a voulu faire disparaître.

En 1830, le D.r Serre, d'Alais, qui est lui-même bègue, a conseillé dans le n.° II du *Journal des difformités*, la prononciation brusque des syllabes, jointe aux mouvements des bras. Ce moyen, quoique d'une difficile application, a été employé avec succès, ainsi que le rapporte son auteur : c'est, à notre avis, le meilleur de ceux que nous venons de faire connaître, car il agit à peu près comme le rhythme que nous employons, puisque les bègues sont obligés de régler leurs paroles sur leurs gestes, ce qui régularise les mouvements des organes de l'articulation.

M. Cormack a proposé, dans les *Annales de Milan* et dans l'Observateur de Naples, une profonde inspiration et la répétition de toutes les lettres, une à une, pendant l'expiration. Cette méthode, dont nous ne concevons pas bien l'application, pour ce qui concerne la répétition de toutes les lettres, ne doit, selon nous, avoir que peu d'influence sur l'infirmité qui nous occupe, si elle n'est pas accompagnée d'une gymnastique particulière des lèvres et de la langue, qui doit varier à l'infini, selon le genre d'hésitation qu'on a à traiter.

Enfin, M. Hervez de Chégoin, qui également a le triste privilége d'être bègue, a indiqué dans le Journal de médecine de mai 1830, deux moyens qui, selon lui, guérissent le bégaiement : le premier, qui est très-ancien, consiste tout simplement dans la section du filet, et le second, dans l'application d'une lame d'argent qui doublerait les arcades dentaires et les rapprocherait ainsi de la langue, lorsque cet organe ne peut être assez allongé. Ces moyens reposant sur l'idée de vices organiques comme cause du bégaiement, nous nous contenterons d'ajouter un dernier argument, très-concluant, à ceux que nous avons déjà opposés à cette opinion, page 14, c'est que le praticien distingué que nous venons de citer bégaie beaucoup : tant que durera son infirmité, nous nous croirons en droit de douter de l'efficacité de sa méthode, et de lui répéter cet ancien adage : *medice te ipsum cura*. Si nous ne craignions pas de sortir des bornes dans lesquelles nous devons nous restreindre, nous citerions encore plusieurs personnes, à la vérité étrangères à la médecine, qui ont annoncé un prétendu secret, qu'elles ne communiquent que sous le sceau du serment.... *Quid non mortalia pectora cogis, auri sacra fames!*

Quant aux fameux cailloux de Démosthènes, dont on parle tant et qu'on met si rarement en usage, nous croyons qu'ils ont très-peu contribué à délivrer de son infirmité ce célèbre et éloquent orateur grec ; nous pensons qu'il n'a dû la facilité de parler qu'il avait acquise, qu'aux conseils d'*Eunomus de Thriasie*, qui le faisait réciter des vers de *Sophocle* et d'*Euripide*, dont la cadence et les mesures harmonieuses le forçaient de parler avec plus de précision, de lenteur, et de régularité.

Actuellement que nous avons fait connaître les principaux moyens proposés jusqu'à ce jour pour traiter le bégaiement, nous allons dire quelques mots sur l'influence du rhythme sur tous nos organes en général et sur ceux de la parole en particulier, afin de passer ensuite avec plus de méthode à la gymnastique vocale que nous avons imaginée.

Influence du rhythme sur le bégaiement.

De tout temps on avait remarqué que le bégaiement cessait comme par enchantement, lorsque les personnes qui en étaient affligées chantaient ou déclamaient des paroles mesurées par la musique ou la poésie; mais personne n'a cherché à se rendre compte de ces phénomènes, dont l'explication est pourtant de la plus haute importance pour le traitement d'une infirmité que l'on rencontre si souvent et qui n'a pas moins toujours été regardée comme étant au-dessus des ressources de l'art, à quelques exceptions près.

Deux causes, qui sont les conséquences l'une de l'autre, font que les bègues ne bégaient pas en chantant : la première, c'est que, étant obligés de soumettre leur parole à un rhythme musical et poétique, les mouvements des agents de la phonation se font nécessairement avec plus de précision et régularité; la seconde, c'est que, devant avoir constamment l'idée de la mesure, cette idée accessoire non-seulement arrête l'exubérance relative des idées principales qui font le sujet du discours, mais encore modifie l'excitation cérébrale; d'où il suit que l'irradiation nerveuse se fait avec plus d'ordre et de lenteur, et se trouve alors en harmonie d'action avec les contractions musculaires des organes de la parole. Ce n'est pas seulement les mouvements irréguliers des organes de la voix que le rhythme peut régulariser, il exerce encore son heureuse influence sur tous les autres organes du corps humain. Les observations suivantes, prises parmi plusieurs autres, nous en fournissent une preuve.

M. Co... de Lap..., fils d'un préfet aujourd'hui en place, petit-fils d'un ancien ministre de l'intérieur, et élève alors de l'école polytechnique, voyait disparaître, comme par enchantement, le tic et tous les mouvements convulsifs dont il était affecté pendant le temps que duraient les exercices gymnastiques des organes vocaux, auxquels nous le soumettions pour traiter son bégaiement; il en était de même lorsqu'il touchait du piano ou qu'il entendait quelqu'un jouer d'un instrument. Nous avons traité, en 1833, une jeune personne, M.lle Coutance, demeurant à Paris, rue des Bernardins, n.o 16, qui non-seulement était bègue, mais qui avait encore des mouvements involontaires des membres pendant la station et pendant la marche. L'habitude qu'elle prit de parler en mesure pour guérir son bégaiement, eut également la plus heureuse influence sur ces mouvements désordonnés, qui ont cessé complétement avec l'infirmité pour laquelle elle était venue réclamer nos conseils. Ces deux observations semblent prouver qu'on devrait essayer d'employer la musique ou plutôt le rhythme comme moyen curatif de certaines maladies nerveuses, la chorée, par exemple.

Un médecin de nos amis nous a assuré avoir connu une jeune demoiselle qui boitait ordinairement sans viee organique apparent, et qui ne laissait plus remarquer cette infirmité quand elle dansait ou lorsqu'elle marchait au pas avec quelqu'un.

La musique, dit Platon, ce modèle parfait de précision, n'a pas été accordée aux hommes par les dieux immortels dans la vue seulement de réjouir et de chatouiller agréablement leurs sens, mais encore pour calmer les troubles de leur âme et les mouvements irréguliers qu'éprouve un corps plein d'imperfections.

Tout le monde connaît la puissance du rhythme monotone du tambour pour délasser le soldat et le faire marcher avec ordre; on sait également que, grâce à la mesure, une jeune personne faible peut danser toute une nuit sans se fatiguer; enfin, l'instinct qui porte à marcher à pas égaux, à sauter par bonds d'égale durée, l'intermittence régulière du pouls et de la respiration, et une foule d'autres phénomènes, nous prouvent assez que le rhythme est un besoin résultant des premières lois de l'économie animale, et qu'avec le secours de ce principe universel nous pouvons rendre tous nos mouvements égaux, réguliers et parfaits.

Les Romains connaissaient aussi l'influence du rhythme sur la parole; car on voit dans l'Encyclopédie méthodique par FRAMERY et GINGUENÉ, qu'à Rome, les orateurs qui parlaient avec difficulté, se faisaient accompagner d'un instrument dans leurs harangues, qu'ils récitaient en suivant le musicien. Gracchus surtout ne parlait jamais en public sans avoir à ses côtés un esclave qui sifflait légèrement sur un flageolet.

La déclamation en vers modifie aussi beaucoup le bégaiement; alors le bègue est obligé de s'astreindre à une certaine mesure poétique et de s'identifier avec les personnes dont il veut jouer le rôle: il est tour à tour et *Britannicus* et *César*, et *Tancrède* et *Othello*. L'attention qu'il est obligé d'apporter continuellement pour se transporter dans la situtation de ses héros, devient pour lui une idée accessoire qui, jointe aux idées principales, fait, je le répète encore, que l'influx nerveux qui précède l'émission de ces dernières, se trouve modifié et rallenti, et par conséquent plus en harmonie d'action avec les contractions musculaires des organes de la parole.

D'après ce que je viens de dire, on doit déjà pressentir que le point fondamental de ma méthode curative est de faire articuler rhythmiquement. En effet, le rhythme, ce régulateur parfait de tous nos mouvements, est un des principaux moyens que je mets en usage pour combattre le bégaiement; mais ce moyen, aussi simple qu'avantageux, n'exerce son heureuse influence sur cette infirmité que dans le milieu des mots et dans certaines phrases; c'est-à-dire, que la mesure n'agit sur le bégaiement que lorsqu'on est parvenu à articuler les premières syllabes, qui ordinairement décèlent le plus l'infirmité des bègues. J'ai donc été obligé, pour surmonter les premières difficultés et pour pouvoir toujours profiter des avantages du rhythme; j'ai, dis-je, été obligé d'avoir recours en même temps à une espèce de gymnastique pectorale, gutturale, linguale et labiale, qui consiste à faire d'abord une forte inspiration et à retirer la langue dans le pharynx, en portant, autant que possible, la pointe renversée de cet organe vers le voile du palais, un peu avant la base de la luette, en même temps qu'on écarte transversalement les lèvres de manière à éloigner leurs commissures, comme dans l'action de rire; il faut également avoir soin d'augmenter le plus possible la capacité de la poitrine, en portant le sommet de cette cavité en avant et les épaules en arrière. Aussitôt qu'à l'aide de ces diverses actions combinées, la syllabe rebelle sera prononcée, la langue et tous les autres organes de l'articulation reprendront leur position naturelle, et l'on aura le soin de parler ensuite en mesure, que l'on battra à un temps, ou à $\frac{2}{4}$, $\frac{3}{4}$, à 4 temps ou à $\frac{6}{8}$, et que l'on devra marquer avec le pied, ou en rapprochant le pouce de l'index, sur chaque syllabe, ou après la seconde, la troisième, la quatrième et la sixième, selon la volonté des personnes. C'est surtout sur la mesure que les bègues doivent insister et apporter le plus spécialement leur attention; ils doivent également tâcher de parler lentement et de laisser un intervalle égal entre chaque syllabe en conservant les inflexions naturelles de la voix, afin d'éviter la monotonie d'un langage mesuré et toujours sur le même ton. Pour faciliter l'intelligence de cette gymnastique vocale, j'ai fait graver des exercices notés dans mon traité d'*Orthophonie*, qui a été traduit en allemand, par le docteur prussien A. C. F. SCHULTZE, sous le titre de: *Ueber das Stottern und andere Sprachgebrechen*, etc., in-8.°; Berlin, 1831.

Cette gymnastique vocale, que je viens d'exposer, agit physiquement et moralement. En effet, elle agit physiquement sur tous les muscles de la respiration, sur les poumons, sur la langue, sur les lèvres, enfin, sur tout l'appareil vocal. L'inspiration faite comme je l'indique a pour but de faire cesser la constriction spasmodique des cordes vocales en ouvrant la glotte, en même temps qu'elle sert à distendre la poitrine par une grande quantité d'air, de manière à ce que ce fluide ne s'échappe des poumons que pendant une expiration lente qui doit avoir lieu graduellement, et seulement pour fournir le son vocal. Ainsi que je m'en suis assuré souvent sur le cadavre, la position de la langue retirée dans le pharynx et sa pointe relevée, comme je l'ai indiqué plus haut, fait cesser le resserrement de la glotte, laisse les cordes vocales dans le relâchement[1], et par conséquent permet à l'air de sortir facilement. Cette position de la langue est si favorable, qu'elle met les bègues qui hésitent sur les lettres *gutturales*, *dentales*, *palatales*, dans l'impossibilité de bégayer, même le voulant bien, parce que le bégaiement qui se fait remarquer le plus souvent sur ces lettres, ne peut avoir lieu lorsque l'organe phonateur est placé ainsi que je le conseille; tandis que cette infirmité, imitée ou réelle, se manifeste de suite lorsque la langue est en bas. Pour se convaincre de cela, il suffit de remarquer que, pendant leur hésitation, les personnes qui bégaient ont toujours la pointe de la langue en bas, et que, lorsque nous voulons les imiter, nous plaçons instinctivement le sommet de cet organe derrière les dents incisives inférieures. Enfin, la tension transversale des lèvres, faite comme je l'indique, a pour but de faire

---

1 C'est parce que, lorsqu'on fait une inspiration en plaçant la langue comme je l'indique, le larynx se trouve dans le plus grand abaissement.

cesser l'espèce de tremblement convulsif qui a lieu lorsque, pour articuler les lettres labiales, les lèvres forment une espèce de sphincter curviligne, qui imite assez bien ce qu'on appelle vulgairement le *cul de poule*. D'ailleurs, comme des causes différentes ne produisent jamais les mêmes effets, il est facile de concevoir que les répétitions désagréables qui constituent le bégaiement et qui, pour se manifester, exigent certains mouvements et certaines positions *obligées* de la langue et des organes vocaux, ne peuvent se faire entendre lorsque le mécanisme qui leur donne naissance se trouve remplacé par un autre tout à fait inverse. On peut donc avancer qu'un des premiers principes dans la cure du bégaiement, c'est d'employer un mécanisme et des positions des organes aussi opposées que possible à celles où l'on remarque que sont les mêmes organes pendant l'hésitation.

Cette gymnastique vocale peut agir aussi moralement; ainsi, la mesure qui exerce si bien son heureuse influence sur tous nos organes en régularisant leurs mouvements, fixe l'attention des bègues conjointement avec toutes les autres parties de ma méthode curative, et devient par cela même une idée accessoire qui, jointe à l'idée principale qui fait le sujet dont on parle, doit nécessairement ralentir l'émission de cette dernière, et mettre l'influx nerveux qui suit la pensée plus en harmonie d'action avec la mobilité relative de tous les organes vocaux.

Si, comme il arrive souvent, cette gymnastique ne suffit pas, surtout pour les variétés de bégaiement de l'espèce *gutturo-tétanique*, alors, après avoir bien étudié les moyens que je vais bientôt indiquer comme plus spécialement propres à combattre chaque variété, on en fera l'application, et on aura le soin de bien se familiariser avec les articulations artificielles de chaque lettre et de chaque son indiquées et figurées aussi bien que possible dans le tableau ci-après. Les sons des lettres et de leurs combinaisons paraîtront d'abord exagérés et surtout défigurés; mais cette altération, ou plutôt cette véritable décomposition des sons, disparaîtra bientôt, et facilitera beaucoup l'articulation nette des lettres qui offraient le plus d'obstacles.

Avant de faire l'application de ces moyens et de commencer le traitement, il faut explorer d'abord la cavité buccale, afin de s'assurer si la langue peut exécuter tous les mouvements dont elle est susceptible. Si le filet, par sa longueur, s'opposait à ce que ma gymnastique vocale soit facilement mise en pratique, on devrait en faire l'extirpation d'après le procédé qui est décrit dans la deuxième édition de mon Traité sur le bégaiement et tous les autres vices de la parole.

TABLEAU

Du mécanisme artificiel de l'articulation de toutes les lettres et de la décomposition des sons qu'elles représentent, au moyen duquel les bègues parviendront à articuler les voyelles et les consonnes qui leur présentent le plus de difficultés.

Les voyelles A, E, I, O, U, OU, ON, IN, AN, qui n'arrêtent les bègues que dans les variétés ***gutturo-tétaniques***, pourront être prononcées facilement par eux, si, après avoir fait une inspiration pour ouvrir la glotte, ils ont soin de faire précéder d'un E muet le son naturel qu'elles représentent. Ainsi, *a*, *e*, *i*, *o*, *u*, *ou*, *on*, *an*, *in*, se prononcent en passant légèrement et rapidement sur le son de l'E muet, comme il suit : eA, eÉ, eI, eO, eU, eOU, eON, eIN, eAN. Le son que représente l'e muet étant celui que les bègues prononcent avec le plus de facilité, et se trouvant de nature à très-peu changer le son des voyelles, m'a paru sous ces deux rapports l'artifice le plus convenable pour faciliter l'articulation des voyelles; d'ailleurs, cette espèce de son supplémentaire disparaît peu à peu, et en quelques jours les bègues n'ont plus besoin d'y avoir recours, et perdent bientôt, sans s'en apercevoir, l'habitude de l'employer.

B.

Cette consonne, qui arrête si souvent les bègues, sera facilement articulée par eux, s'ils ont le soin de laisser la langue immobile dans la cavité buccale, en la fixant contre la face postérieure des dents incisives supérieures; ils devront en même temps étendre les lèvres dans leur sens horizontal, de manière à éloigner leurs commissures; enfin, ils ouvriront brusquement la bouche en articulant en même temps le son de la voyelle qui suit le B. Le son décomposé de cette lettre est précédé d'une sorte de frémissement sonore, qui part du fond de la cavité buccale, suit le palais, et sort ensuite vivement, après avoir été modifié par les lèvres. Les bègues devront, pour avoir plus de facilité, ne pas oublier de faire entendre ce frémissement guttural dont je viens de parler. Ce frémissement doit avoir le son de l'E muet, et la consonne B doit s'articuler ainsi qu'il suit : eBe.

C.

L'articulation artificielle de cette lettre consiste seulement à adoucir le son qu'elle représente, et à diminuer les efforts et les contractions de tous les muscles de la poitrine, du larynx et du pharynx. On parviendra facilement à ce résultat en donnant au C le son suivant: *kchea.* Ce moyen, employé convenablement, change peu le son du C, et n'exige que quelques jours pour qu'on puisse donner sans hésitation à cette consonne le son naturel qu'elle représente. Le C, avec ou sans cédille, se prononce comme S. Voyez cette lettre.

D.

Le D s'articule facilement en retirant fortement la langue au fond de la bouche, ayant soin ensuite de faire glisser la face inférieure de cet organe le long du palais, jusqu'à ce que son sommet aille frapper les dents incisives supérieures; les bègues devront exagérer le mécanisme de cette lettre, en faisant précéder le son qu'elle représente, d'une espèce de frémissement sonore qui les facilitera beaucoup : ce frémissement, qui imite le son de l'E muet, est d'autant plus important qu'il a lieu dans l'articulation naturelle du D ; si on ne l'aperçoit pas, c'est qu'il se fait trop rapidement. L'oubli de ce frémissement est souvent une des principales causes de l'hésitation non-seulement sur le D, mais encore sur les lettres B, G, J, L, M, N, V; le D devra donc s'articuler ainsi : eDé, en même temps qu'on rapprochera les lèvres en éloignant leurs commissures, comme si on voulait rire.

F.

Pour la lettre F il faudra exagérer son mécanisme naturel, en retirant fortement la mâchoire inférieure, qu'on élèvera ensuite aussi haut que possible vers l'arcade dentaire supérieure, de manière à ce que les dents aillent se fixer vers la base du menton comme pour mordre cet organe, l'air doit être chassé brusquement, et les lèvres doivent prendre rapidement leur position naturelle.

G doux.

Comme le J; voyez plus bas.

G dur.

Cette consonne s'articule comme le C dur, mais il faut joindre à son mécanisme le frémissement sonore dont j'ai déjà parlé. Le G représente le son eGue.

J.

Cette lettre s'articule en chassant l'air avec force, après avoir porté la pointe de la langue au palais et avancé les lèvres comme pour faire la moue : ce mécanisme doit être précédé du frémissement sonore de la glotte ; ce qui donnera à cette lettre le son de eJe.

L.

Pour cette lettre il faut d'abord élever la langue vers le palais et la renverser le plus qu'on pourra, ayant soin de lui faire exécuter un mouvement brusque, qui, en frappant la voûte palatine, imite à peu près le mouvement de la langue d'un chat quand il boit; les lèvres, tendues transversalement, devront rester aussi immobiles que possible; le son de L, qui est également précédé d'un frémissement sonore, fait eLe.

M.

Cette consonne, également précédée du frémissement sonore; sur lequel on ne saurait trop insister, s'articulera facilement en fixant le sommet de la langue au-dessus des alvéoles de la mâchoire supérieure, afin de chasser l'air en partie par le nez; on aura soin ensuite d'agrandir horizontalement l'orifice buccal en éloignant les commissures des lèvres, qui devront à peine se toucher légèrement, en même temps que la mâchoire inférieure fera un mouvement rapide d'abaissement pour articuler eMe.

N.

Pour articuler cette lettre, il faudra porter la plus grande attention à laisser les lèvres et la mâchoire inférieure dans l'inaction la plus absolue; la pointe de la langue devra être portée vers le voile du palais, de manière à chasser l'air dans les fosses nasales et à faire glisser le sommet de l'organe phonateur jusqu'à ce qu'il parvienne à la face postérieure des dents incisives supérieures; l'abaissement de la langue devra également être précédé du frémissement des cordes vocales qui imite l'E muet, et qui donnera à l'N le son de eNe.

P.

Le P est plus explosif que le B, et n'est pas précédé, comme ce dernier, d'un frémissement sonore; pour l'articuler facilement il suffit de rentrer la lèvre supérieure dans la cavité buccale et de la placer comme si on voulait la mordre : l'air sera chassé brusquement en abaissant vivement la mâchoire inférieure.

Q.

Le Q et le K s'articulent comme le C dur; voyez cette lettre.

R.

Cette consonne, que les bègues devront articuler eRe, à cause du frémissement de la glotte, se prononce en repliant supérieurement la langue de manière à ce que sa face dorsale soit concave et sa pointe portée vers le palais le plus en arrière possible; l'air sera chassé avec force, et l'organe phonateur, mis en mouvement, devra céder avec une sorte d'élasticité qui fera revenir la langue rapidement sur elle-même, aussi longtemps que l'on voudra prolonger l'espèce de roulement que cette lettre représente; il faudra de plus avoir soin, pour éviter le grasseyement, de laisser dans l'inaction la plus complète la base de la langue, et de faire en sorte que les lèvres et la mâchoire restent tout à fait immobiles.

S.

L'S s'articule en plaçant la pointe de la langue contre les dents incisives supérieures, de manière à ne laisser qu'une petite issue à l'air, qui doit être chassé avec force, mais s'échapper en petits filets qui doivent produire le sifflement SE.

T.

Cette consonne, qui est plus explosive que le D, n'étant pas comme lui, précédée d'un frémissement de la glotte, s'articule facilement si on frappe fortement avec la langue renversée le milieu de la voûte palatine, et si en même temps on abaisse brusquement la mâchoire inférieure.

V.

Le V sera articulé facilement par les bègues, s'ils ont soin de retirer en arrière la mâchoire inférieure, sur laquelle devront appuyer les dents incisives supérieures, de manière à ne laisser échapper de l'air que par les commissures des lèvres; alors, en chassant ce fluide avec force, il en résultera un sifflement qui devra, comme dans beaucoup d'autres consonnes, être précédé d'un frémissement sonore de la glotte; une sorte d'explosion complétera l'articulation du V, aussitôt que les mâchoires seront écartées. Le son de cette lettre doit être représenté ainsi : eVe.

Z.

Le Z s'articule en se mordant le bout de la langue, et en faisant précéder cette action du frémissement sonore de la glotte comme dans le V.

Manière d'articuler les combinaisons difficiles de certaines lettres placées au commencement des phrases et des mots.[1]

Ba, bo, bi, bu, bla, bra, devront s'articuler de la manière suivante : *ebva, ebvo, ebvi, ebvu, ebela, ebera ;* babet, blâme, bracelet, feront : *ebvabet, ebelame, eberacelet.*

Ca, ké, quo, cla, cra, feront : *hchea, kcheé, kcheo, quela, quera ;* on dira pour capitaine, kenigsberg, quolibet, clameur, crâne, *kcheapitaine, kchenisberg, kcheolibet, quelameur, querâne.*

Da, dé, do, dia, dis, div, dra, dro, feront : *edea, edeé, edeo, edeia, edeis, edeiv, edera, edero.*

Dame, dédain, docile, diable, dispute, divin, dragon, drogue, se prononceront : *edeame, edeédain, edeocile, edeiable, edeispute, edeivin, ederagon, ederogue.*

---

1 Il faudra passer légèrement sur toutes les lettres supplémentaires et n'appuyer fortement que sur celles qui entrent réellement dans la composition des mots; ainsi *ba, ca* se prononceront, eBeA, KcheA, etc., de même pour toutes les autres.

Fa, fo, fla, fra, fri, feront : *fea*, *feo*, *flea*, *fera*, *feri.*

Façon, folie, flamme, fraction, frimas, devront se prononcer : *feaçon*, *feolie*, *felamme*, *feraction*, *ferimas.*

Gua, gui, guo, gra, gri, feront : *eguea*, *eguei*, *egueo*, *eguera*, *egueri*; galop, guider, grâce, grille, se prononceront : *eguealop*, *egueider*, *eguerâce*, *eguerille.*

Ma, mi, mo, mu, feront : *emea*, *emei*, *emeo*, *emeu.*

Malade, miroir, momie, mutin, se prononceront en passant légèrement sur les E muets artificiels : *emealade*, *emeiroir*, *emeomie*, *emeutin.*

Na, ni, nan, feront : *enea*, *enei*, *enean*; nacelle, nitre, nanterre, se prononceront : *eneacelle*, *eneitre*, *eneanterre.*

Pa, po, pis, pla, pra, psa, feront : *pfa*, *pfo*, *pfis*, *pela*, *pera*, *pesa*; on prononcera les mots, patron, police, pistolet, plagiaire, praticien, psalmodier : *pfatron*, *pfolice*, *pfistolet*, *pelagiaire*, *peraticien*, *pesalmodier.*

Sa, so, sca, feront : *sea*, *seo*, *seca*; ainsi, salon, solide, scarabée, se prononceront; *sealon*, *seolide*, *secarabée.*

Ta, to, tro, trà, trou : feront, *tea*, *teo*, *tera*, *tero*, *terou*; tableau, topase, travail, trope, trouver, feront : *teableau*, *teopase*, *teravail*, *terope*, *terouver.*

Va, vin, vrai, vri, feront : *evea*, *evein*, *everai*, *everi*; valence, vingtième, vraiment, vrille, feront : *evealence*, *eveingtième*, *everaiment*, *everille.*

Les syllabes cha, cho, chi, ja, jo, ji, se prononceront *chea*, *cheo*, *chei*, *ejea*, *ejeo*, *ejei.* Chapeau, chocolat, chirurgien, jaloux, girouette, s'articuleront : *cheapeau*, *cheirurgien*, *ejealoux*, *egeirouette.*

Ces exercices, aussi efficaces que faciles à comprendre et à mettre en pratique, paraîtront d'abord défigurer le son des syllabes; mais s'ils sont faits convenablement, il n'en sera pas ainsi, et en peu de jours on n'aura plus besoin d'y avoir recours pour articuler facilement; on se contentera alors de mettre en pratique soit les moyens généraux que j'ai déja indiqués, soit ceux que je vais bientôt faire connaître comme devant être plus spécialement employés pour certaines variétés de bégaiement dont j'ai parlé plus haut. Cette manière d'articuler les sons difficiles est si simple, qu'elle consiste seulement à ajouter à certaine syllabe des V, des F, des E muets, qui facilitent tous les sons et qui n'arrêtent presque jamais les bègues, et enfin de faire précéder certaines lettres d'un frémissement de la glotte, qui est assez bien exprimé par E muet, et de changer les articulations du C et du K en *Kche*, etc.

Moyens thérapeutiques qui conviennent plus particulièrement à chaque variété de bégaiement.

Genre labio-choréique : quatre variétés.

I.re VARIÉTÉ. — *Avec bredouillement.*

La mesure, comme elle est indiquée dans la méthode générale : syncoper la première syllabe des phrases et des mots difficiles.

II.e VARIÉTÉ. — *Labio-choréique difforme.*

Agrandir la bouche transversalement en éloignant les commissures des lèvres, faire une inspiration en relevant la langue; rester sur la première syllabe qui suit l'inspiration, et mettre un intervalle entre cette première syllabe et les autres, comme, par exemple, dans cette phrase :

Donnez-moi de vos nouvelles, *do . . . . nnez-moi-de-vos-nou-velles.*

III.e VARIÉTÉ. — *Labio-choréique muet*, ou *bégaiement des femmes.*

Faire parler, les mâchoires rapprochées, au moyen d'une petite plaque d'ivoire qui sera mise entre les dents molaires, qui devront la serrer et s'opposer à ce qu'elle tombe; faire remplir la poitrine d'air avant de parler, et *surtout* syncoper toutes les syllabes, comme par exemple : la parole est ce qui nous distingue le plus des autres animaux. *Laa-paa-roo-l'est est-cee-quii-nou-ous-diis-tinin-gue e*, etc.

IV.[e] VARIÉTÉ. — *Labio-choréique lingual.*

Faire remplir la poitrine d'air, employer mon refoule-langue, ou tout simplement une tige de bois dur ou d'ivoire, tenue sous la langue et placée transversalement dans la bouche d'un côté à l'autre des dents molaires. Ma bride linguale, qui relève la langue, écarte les commissures des lèvres et s'oppose à ce que l'air ne s'échappe trop facilement des fosses nasales, est de tous les instruments celui qui remplit le mieux l'indication. [1]

Genre gutturo-tétanique : six variétés.

Ire VARIÉTÉ. — *Bégaiement gutturo-tétanique muet.*

Empêcher que l'air ne sorte des fosses nasales par les moyens indiqués à la quatrième variété *labio-choréique*, insister *surtout* sur l'inspiration, augmenter la capacité de la poitrine et la dilater en portant son sommet en avant et les épaules en arrière; chanter la première syllabe qui suit l'inspiration, comme dans la phrase suivante: Bonjour, Monsieur, comment vous portez-vous. *Bon on on.*

Bon on . . . jour mon sieur, *c o o* . . . ment vous portez-vous.

II.[e] VARIÉTÉ. — *Gutturo-tétanique intermittent.*

Avoir soin de ne jamais parler sans avoir la poitrine pleine d'air et sentir les muscles pectoraux toujours contractés, comme quand on veut se grossir; employer les moyens de la première variété, rester un peu moins sur la première syllabe.

III.[e] VARIÉTÉ. — *Gutturo-tétanique choréiforme.*

La mesure, l'inspiration, porter la pointe de la langue renversée vers la luette, employer la méthode générale, qui est constamment efficace, et qui suffit seule, s'il n'y a pas de complication.

---

1 Ces instruments se trouvent chez tous les principaux couteliers de chirurgie de Paris.

IVe VARIÉTÉ. — *Gutturo-tétanique canin.*

Inspirer avant de parler, chanter toutes les syllabes, de manière à ce que le son de chacune d'elles change et passe alternativement d'une note à l'autre, par exemple de l'*ut* au *ré*, à peu près comme dans une cadence faite lentement : pour empêcher que l'air ne sorte tout à la fois à la première syllabe, il faudra l'articuler rapidement, et laisser un intervalle entre elle et les autres, qui devront être coulées et unies ensemble. La phrase suivante en donnera une idée :

« A vaincre sans péril, on triomphe sans gloire. »

A cre pé on om sans re.

---

vain sans ril, tri phe gloi

Ve VARIÉTÉ. — *Gutturo-tétanique épileptiforme.*

La méthode générale, et surtout la mesure.

VIe VARIÉTÉ. — *Avec balbutiement.*

Très-difficile à guérir, et souvent incurable, parce qu'il se trouve compliqué avec une affection du cerveau. Ceux qui en sont affligés ont l'intelligence peu développée et manquent de mémoire.

Lorsque, en imitant moi-même l'articulation artificielle des lettres et des sons difficiles, et en joignant toujours le précepte à l'exemple, je suis parvenu à bien faire comprendre ma méthode générale, et surtout les moyens qui conviennent plus spécialement à chaque espèce de bégaiement, je fais mettre en pratique tous ces préceptes, d'abord sur des exercices simples et faciles, pour passer plus tard à d'autres, très-difficiles, que je n'ai pu mettre ici, mais qui se trouvent dans mon ouvrage sur le bégaiement et tous les vices de la parole; enfin, je fais improviser ou répéter des anecdotes devant un petit comité, pour arriver à le faire devant une nombreuse société.

Il faut, et c'est de la plus haute importance pour ne pas craindre une récidive, que les bègues, lors même qu'ils croiraient n'en avoir plus besoin, mettent en pratique pendant quelque temps, et le plus souvent possible, sinon tous les moyens que je viens d'exposer, du moins ma méthode générale. La nouvelle habitude de parler qu'ils auront contractée, leur en fera bientôt faire instinctivement l'emploi, et l'irrégularité des mouvements de leurs organes vocaux, ainsi que leur hésitation et les grimaces qui en sont le résultat, feront place à des sons harmonieux et à un langage facile, qui avait été longtemps perverti par une habitude vicieuse.

TABLEAU STATISTIQUE DU BÉGAIEMENT, et de tous les autres vices de la parole que j'ai observés depuis 1827 jusqu'au mois de juillet 1833, présenté à cette époque à l'Académie des sciences de l'Institut.

PREMIER GENRE DE BÉGAIEMENT. *Labio-choréique.* QUATRE VARIÉTÉS.	NOMBRE DE CAS OBSERVÉS.	GUÉRISONS			CAS INCURABLES.	NON GUÉRIS par manque de temps et d'assiduité.	TEMPS MOYEN DU TRAITEMENT, nombre de jours.	NOMBRE		
		SANS RÉCIDIVE.	AVEC RÉCIDIVE.	APRÈS UN SECOND TRAITEMENT.				D'HOMMES.	D'ENFANS AVANT DOUZE ANS.	DE FEMMES.
PREMIÈRE VARIÉTÉ. Bégaiement avec bredouillement....	73	57	12	5	"	15	25	68	4	1
DEUXIÈME VARIÉTÉ. *Idem* difforme....................	39	36	1	"	"	2	20	33	5	1
TROISIÈME VARIÉTÉ. *Idem* muet......................	17	10	3	1	3	"	60	7	"	10
QUATRIÈME VARIÉTÉ. *Idem* lingual....................	21	13	2	1	5	"	100	21	"	"
TOTAL de l'espèce *labio-choréique*..	150	124	18	7	8	17	"	129	9	12
II.ᵉ GENRE DE BÉGAIEMENT. *Gutturo-tétanique.* SIX VARIÉTÉS.										
PREMIÈRE VARIÉTÉ. Bégaiement muet.................	19	15	1	1	"	2	40	17	2	"
DEUXIÈME VARIÉTÉ. *Idem* intermittent...............	48	39	5	3	"	1	50	45	3	"
TROISIÈME VARIÉTÉ. *Idem* choréiforme...............	26	18	3	1	"	4	30	24	"	2
QUATRIÈME VARIÉTÉ. *Idem* canin.....................	13	11	2	"	"	2	30	13	"	"
CINQUIÈME VARIÉTÉ. *Idem* épileptiforme..............	7	3	2	1	"	1	35	7	"	"
SIXIÈME VARIÉTÉ. *Idem* avec balbutiement..........	15	2	"	"	13	"	200	9	6	"
TOTAL de l'espèce *gutturo-tétanique*.	128	88	13	6	13	10	"	115	11	2
Bégaiement mixte................	26	20	1	2	"	4	25	21	5	"
TOTAL GÉNÉRAL....	304	232	32	15	21	31	"	265	20	14

Nous regrettons de ne pouvoir ajouter à ce tableau le nombre des bègues que nous avons traités depuis le mois d'août 1833. Si nous nous en dispensons, c'est que nous n'en avons pas le chiffre exact sous les yeux.

AUTRES VICES QUE LE BÉGAIEMENT,

OBSERVÉS ET TRAITÉS DANS L'INSTITUT ORTHOPHONIQUE.

	Cas.	Guérisons.
BREDOUILLEMENT	21	17
GRASSEYEMENT de différents genres . . .	29	23
BLÉSITÉS DIVERSES	41	35
TOTAL de tous les vices, autres que le bégaiement.	91	75
RÉCAPITULATION de tous les cas de bégaiement.	304	
TOTAL général de tous les vices de la parole, observés et traités dans l'institut orthophonique	395	
Non guéris par manque de temps et d'assiduité.		47
TOTAL des cures complètes, depuis le mois de novembre 1827 jusqu'au mois de juillet 1833		322
TOTAL des personnes traitées jusqu'au mois de juillet 1836.		497
CURES obtenues sans récidives à la même époque.		419

Si nous nous abstenons de donner une statistique plus détaillée des vices de la parole traités depuis le mois de juillet 1833 jusqu'au même mois 1836, c'est qu'il nous manque encore quelques renseignements qui nous sont indispensables. Nous espérons pouvoir remplir cette lacune dans la troisième édition de notre Traité d'orthophonie.

TABLEAU STATISTIQUE

Des personnes bègues en France, d'après les renseignements que j'ai pu me procurer, soit de Paris et de plusieurs départements, par les Conseils de révision pour le recrutement de l'armée, soit par tous autres moyens.

NOMBRE PRÉSUMÉ

— *d'Hommes* bègues, calculé sur 12,000,000 d'individus, dans la proportion de un sur 2,500	4,800
— *de Femmes* bègues, calculé sur 11,000,000 d'individus, dans la proportion de une sur 20,000	550
— *d'Enfants* bègues, avant quinze ans, calculé sur 10,000,000 d'individus, dans la proportion du septième parmi les bègues	764
— *de Français* bègues, de tout sexe et de tout âge, calculé sur 33,000,000 d'individus, dans la proportion de un sur 5,397	6,114

NOMBRE PRÉSUMÉ DES BÈGUES

Dans les quatre parties du monde, calculé d'après la France.

En Europe, sur 180,000,000 d'habitants	33,349
En Asie, sur 550,000,000 d'habitants	101,900
En Afrique, sur 150,000,000 d'habitants	27,790
En Amérique, sur 60,000,000 d'habitants	11,110
Dans le monde entier, sur 940,000,000 d'individus. TOTAL	174,149

Nota. Dans ces calculs je n'ai voulu parler que des individus affectés d'un bégaiement assez apparent, et non de ce vice très-léger et des autres vices de la parole; mes calculs seraient beaucoup plus élevés s'il en était autrement. Ce qui fait encore que cette statistique n'est pas portée aussi haut qu'elle devrait l'être, c'est qu'il est impossible de connaître le nombre des personnes bègues qui ont été exemptées du service militaire soit par leur bon numéro, soit pour tout autre motif que leur infirmité.

STRASBOURG, de l'imprimerie de F. G. LEVRAULT.

www.ingramcontent.com/pod-product-compliance
Ingram Content Group UK Ltd.
Pitfield, Milton Keynes, MK11 3LW, UK
UKHW020350250726
13967UKWH00005B/2211